Christian Brockhaus

Gendersensible Psychotherapie

Ein Behandlungsansatz in Theorie und Praxis

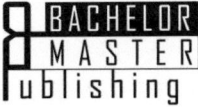

Brockhaus, Christian: Gendersensible Psychotherapie. Ein Behandlungsansatz in Theorie und Praxis, Hamburg, Bachelor + Master Publishing 2018
Originaltitel der Abschlussarbeit: Hat ein genderspezifischer Behandlungsansatz in der Psychotherapie einen positiven Einfluss auf den Therapieerfolg?

Buch-ISBN: 978-3-95993-056-7
PDF-eBook-ISBN: 978-3-95993-556-2
Druck/Herstellung: Bachelor + Master Publishing, Hamburg, 2018
Zugl. Fachhochschule Münster, Münster, Deutschland, Bachelorarbeit, November 2017

Bibliografische Information der Deutschen Nationalbibliothek:
Die Deutsche Nationalbibliothek verzeichnet diese Publikation in der Deutschen Nationalbibliografie; detaillierte bibliografische Daten sind im Internet über http://dnb.d-nb.de abrufbar.

© Bachelor + Master Publishing, Imprint der Diplomica Verlag GmbH
Hermannstal 119k, 22119 Hamburg
http://www.bachelor-master-publishing.de, Hamburg 2018
Printed in Germany

Inhaltsverzeichnis

Tabellenverzeichnis

Abbildungsverzeichnis

1. Einleitung

Die Motivation zur Forschungsfrage entwickelte sich durch die Arbeit des Verfassers auf der Akutaufnahmestation einer Klinik für Psychiatrie, Psychotherapie und Neurologie. Vereinheitlichte Vorgehensweisen bei Beratung, Therapie und Medikation nehmen nach Meinung des Autors zu wenig Bezug auf die geschlechtliche Identität und Geschlechtsspezifika von Patienten, welche sich aus weit mehr als nur dem offensichtlichen Erscheinungsbild und der Kategorisierung in Mann und Frau zusammensetzt. Bei der Arbeit mit Menschen, welche mit psychischen Erkrankungen oder Krisen in die stationäre Behandlung kommen wird sehr schnell deutlich, dass die seelische Konstellation ein sehr fragiles, vielschichtiges Konstrukt darstellt, bei dem geschlechtsbedingte Einflussgrößen häufig eine wichtige Rolle spielen.

Gender und Geschlecht – lange Zeit galten diese beiden Begriffe zusammen als eine untrennbare, definierte und zuverlässige Vorlage für eine eindeutige Zuordnung eines Menschen in die Kategorien Mann oder Frau. Das gesellschaftlich erwartete Verhalten („doing gender") einer Person entsprach einem jahrhundertelang entwickelten Bild, mithilfe dessen ein Mensch mit seinen Eigenschaften in typisch männlich und typisch weiblich eingeteilt werden konnte. Genderstereotypen geben Sicherheit und Orientierung (Schigl, 2012). Diese Dichotomie vermittelte ein verbindlich zugeschriebenes Rollenverhalten, bei dem etwaige Abweichungen von der Gesellschaft als krank oder sogar pervers bewertet wurden.

Die meisten Mensch in Deutschland gaben Umfragen zufolge an, mit Gleichgeschlechtlichkeit, Trans- und Intersexualität kein Problem zu haben. Das Problem dabei ist, dass die meisten Menschen die Mehrheit sind und die Mehrheit immer nur sehr bedingt in der Lage ist, über die Gefühle und Lebensrealitäten einer Minderheit Auskunft zu geben (Sand & Kelle, 2015). Nicht nur zu Zeiten des Nationalsozialismus in Deutschland wurden Homo- und Transsexualität als „Abartigkeiten" mit dem Tode bestraft; auch heute noch werden laut Amnesty International in vielen Teilen der Welt Menschen aufgrund ihrer sexuellen Orientierung gefoltert und getötet (Amnesty International, 2017).

Die Entwicklung der Medizin verlief seit Jahrtausenden androzentrisch, stellte also den Mann, seine Anatomie und seine Gesundheit in den Mittelpunkt. So ist es nicht verwunderlich, dass die Gesundheit von Frauen in Forschung und Lehre kaum Beachtung fand. Noch zu Beginn des 20. Jahrhunderts sprach der deutsche Arzt Rudolf Virchow von der „Dependenz der Eierstöcke", die den Frauen die Energie nähmen, weshalb er es kategorisch ablehnte, dass Frauen zum Medizinstudium zugelassen würden. Der Neurologe Paul Julius Möbius veröffentlichte 1900 sein Pamphlet „Über den physiologischen Schwachsinn des Weibes", in welchem er Frauen eine nur geringe geistige Begabung beimisst, welche ausschließlich der Arterhaltung im Sinne der Evolution diene (Kautzky-Willer & Tschachler, 2012).

Dass geschlechtliche Unterschiede sich jedoch nicht nur auf körperliche Merkmale beziehen, sondern dass durch Rollenverständnis, sozioökonomischem und politischem Umfeld, Erziehung, Religion, Kultur, Medien, Bildung, Biographie etc. eine geschlechterabhängige Prägung des erwarteten Verhaltens („doing gender") und der psychischen Konstellation besteht ist bekannt und belegt. Ein stereotypkonformes Verhalten entspricht somit einer heteronormativen gesellschaftlichen Erwartungshaltung, bei der die Rollenzuschreibungen engen Denkmustern unterliegen. Geschlecht ist somit nicht nur eine biologische, sondern auch eine soziale Kategorie und ein grundlegendes Prinzip gesellschaftlicher Ordnung (Hoebel, 2012). Eine Abweichung von dieser Ordnung wird von Mitgliedern einer Gesellschaft nicht selten als Verrat empfunden und mit Verachtung und Ausschluss erwidert.

Die Trennung von Gender und Geschlecht hat seit der sexuellen Revolution gegen Ende der 1960er Jahre eine erweiterte und entspanntere Sichtweise auf nicht geschlechtskonforme Verhaltens- und Lebensweisen ermöglicht. Individuelle Lebensentwürfe finden mittlerweile breite gesellschaftliche Unterstützung und Anerkennung und werden nicht mehr, wie vor dem Paradigmenwechsel, als generell abnormal verurteilt. Der typische Mann und die typische Frau haben sich durch geschlechterübergreifenden Merkmalsaustausch zu authentischeren Persönlichkeiten entwickeln können. Attribute, welche dem jeweils anderen Geschlecht zugeordnet waren, können heute unabhängig vom biologischen Geschlecht angenommen und mehr oder weniger ausgeprägt sein. Diese Annahme von Eigenschaften geschieht zum Teil bewusst aus eigenem Interesse, kann aber auch aus diversen Lebensumständen eines Menschen erwachsen, wenn z.B. männliche Jugendliche bereits früh eine mütterliche Rolle für jüngere Geschwister übernehmen müssen.

In Fällen einer körperlichen oder psychischen Erkrankung spielen das biologische Geschlecht und Gender eine wichtige Rolle bei der Anamnese, Diagnostik und Therapie. Die rein biologischen Unterschiede haben unter anderem einen großen Einfluss in der Pharmakokinetik. Menschen entwickeln und empfinden Krankheiten wie zum Beispiel Depressionen, Schizophrenie oder Persönlichkeitsstörungen aufgrund ihrer geistig- emotionalen Konstellation unterschiedlich. Und ebenso unterschiedlich, sensibel und individuell sollte nach Meinung des Verfassers auch eine Therapie gestaltet werden.

Die WHO listet auf ihrer Internetseite eine Reihe von Risiken und Folgen genderbezogenem Verhaltens auf, welche einen negativen Effekt auf die Gesundheit von Frauen und Männern haben:

Exposure to risk and vulnerability is determined by gender norms and behaviours that have a negative effect on women's and men's health

- In the European Region, men account for more than 80% of young adult fatalities from road traffic accidents.

- Evidence from all over Europe shows that, from the age of 1–2 onwards, reported injury rates are higher for boys than girls, with boys consistently more likely to report having had a medically attended injury.

- Men are almost five times more likely to commit suicide than women, in all countries of the European Region while deliberate self-harm is more frequent among women.

- Women are between two and three times as likely as men to be diagnosed as suffering from depression, the most common mental health disorder.

- Harmful use of alcohol is a strongly gender-determined behaviour which increases men's risk to neuropsychiatric disorders and other noncommunicable diseases such as cardiovascular diseases, cirrhosis of the liver and cancers.

- Boys are significantly more likely to be overweight in the majority of countries responding to the Health Behaviour in School-aged Children (HBSC) survey at age 13–15. However, more girls aged 13 and 15 in all countries think they are overweight.

- Female rates of smoking are on the rise in the Region, while studies show that girls are more vulnerable than boys to the impact of smoking as to respiratory symptoms and lung function.

- While men still comprises the majority of new HIV cases, women account for an increasing proportion.

(World Health Organization - Europe, 2017)

Im Bereich der Psychotherapie findet der Ansatz einer gendersensiblen Behandlungsstrategie nach eigener Erfahrung des Verfassers bislang kaum Berücksichtigung. Methodik, Pharmakotherapie und Behandlungsplanung unterscheiden in der Regel nicht nach der tatsächlichen oder empfundenen Geschlechtszugehörigkeit eines Patienten, sondern orientieren sich oft ausschließlich am diagnostizierten Krankheitsbild.

Physiologische sowie psychologische Besonderheiten von Patientinnen und Patienten, welche bereits evidenzbasiert nachweisbar vorhanden sind, finden zuweilen nur peripher Anwendung. So werden bereits Aufnahmegespräche mit Patienten standardisiert und nach offensichtlichen Symptomen geführt. Die für eine erfolgreiche Therapie notwendige Biographiearbeit entfällt nach eigener Auffassung des Autors häufig, da entweder die zeitlichen oder personellen Ressourcen auf einer Akutaufnahme-Station sehr begrenzt sind.

Aus Gründen der besseren Lesbarkeit wird auf die gleichzeitige Verwendung männlicher und weiblicher Sprachformen weitgehend verzichtet. Sämtliche Personenbezeichnungen, sofern nicht eindeutig markiert, gelten gleichermaßen für beiderlei Geschlecht.

2. Ziele dieser Arbeit

Die vorliegende Arbeit hat das Ziel, sich mit einer gendersensiblen Betrachtungsweise von therapeutischen Behandlungsansätzen gegenüber vereinheitlichten Therapien in der Psychotherapie auseinanderzusetzen. Der Ansatz, dass nicht allein das biologische Geschlecht über das Gefühl der Zugehörigkeit zur Gruppe der Männer oder der Frauen entscheidet, beinhaltet die untrennbare Einheit von Körper und der davon unabhängigen, psychosexuellen Orientierung eines Menschen.

Die in der Forschungsfrage verwendeten Begriffe sollen definiert und erläutert werden:

- Was ist mit Gender gemeint?
- Was bedeutet gendersensibel?
- Wie lässt sich Therapieerfolg definieren?
- Welche Arten von Psychotherapie werden in die Überlegung einbezogen?

Im Methodenteil dieser Arbeit wird die Vorgehensweise bei der Informationsbeschaffung und deren Selektion dargestellt. Das wissenschaftliche Arbeiten mit Fachtexten ist eine grundlegende Kompetenz, welche im Laufe des Studiums vermittelt worden ist.

Welche Bedeutung und welchen Einfluss Geschlecht und Gender innerhalb einer Psychotherapie haben, soll anhand der verfügbaren Literatur herausgearbeitet werden. Hierbei soll deutlich werden, in welchem Umfang und in welchen Bereichen der Psychotherapie das Thema Gender bereits Berücksichtigung findet.

Ein Blick auf vorhandene und geeignete gendersensible Ansätze in der Psychotherapie soll beleuchten, bei welchen Formen der Therapie die empfundene Geschlechtszugehörigkeit eines Patienten einen Einfluss auf den Behandlungserfolg erkennen lässt, und welche Therapiefelder als geeignet für einen gendersensiblen Ansatz erscheinen.

Ein Einblick in die Pharmakotherapie soll grundsätzliche Unterschiede bei der Wirkweise und Wirksamkeit von Medikamenten auf den männlichen und weiblichen Organismus deutlich machen. Da in diesem Abschnitt die Bedeutung der empfundenen Geschlechtszugehörigkeit hinter den physiologischen Gegebenheiten und den biochemischen Vorgängen im männlichen und weiblichen Organismus zurückstehen, ist dieser Exkurs eher als geschlechtsspezifische denn als gendersensible Informationssammlung zu bewerten.

Der Abschnitt über die Sensibilisierung der Pflegeprofessionen beschäftigt sich mit Möglichkeiten der Aus-, Fort- und Weiterbildungsmaßnahmen für Pflegende, welche zu einem sensitiveren Umgang mit dem Thema genderspezifische Psychotherapie führen können. Es sollen Empfehlungen und Expertenmeinungen dargestellt werden, wie spezifisches Wissen im Umgang mit der Sexualität von Patienten wirksam vermittelt und angewendet werden kann.

Für die Übertragung von Forschungsergebnissen in die Praxis werden Ideen formuliert, mit denen der Wissenstransfer von evidenzbasierten Erkenntnissen an die Basis pflegerischen Denkens und Handelns optimiert werden kann. Der häufig unpopulären Informationsweitergabe von „oben nach unten" („top-down") sollen geeignete, den Anwendenden partizipierende Verfahren gegenübergestellt werden.

Letztendlich soll das Fazit eine mögliche Antwort auf die Forschungsfrage aufzeigen und dem Leser einige Denkimpulse vermitteln, um sich auch im eigenen Alltag ein differenziertes Bild von der Gendervielfalt und seiner Anliegen zu machen. Da die Genderdiskussion durch die immer stärkere Nutzung sozialer Netzwerke und Medien auf breiter Basis angekommen ist, scheint es notwendig, eine kritische Auseinandersetzung mit diesem sensiblen Thema zu suchen.

3. Erläuterungen zu Gender, Geschlecht und LGBTTIQ

Zum besseren Verständnis des Forschungsfeldes dieser Arbeit soll hier zunächst auf wichtige Begrifflichkeiten aus dem Bereich der Genderforschung eingegangen werden. Durch die Vielzahl der in diesem Rahmen entstandenen Beschreibungen geschlechtlicher Vielfalt wird deutlich, dass sexuelle Identifikation ein sehr differenziertes und vielschichtiges Phänomen ist, welches in allen gesellschaftlichen, kulturellen, medizinischen, sozialen und politischen Bereichen Einfluss nimmt.

Von großer Bedeutung ist die Unterscheidung des biologischen Geschlechts (engl. „sex") und dem psychosozialen Geschlecht, auch **Gender** genannt. Hiermit wurde im angloamerikanischen Raum zunächst das grammatikalische Geschlecht bezeichnet. Der Begriff des Gender entwickelte sich über viele Jahre in Zusammenhang mit Rollenmustern; das heißt mit dem sozialen Geschlecht, den Verhaltensweisen, die durch die Umwelt und die Erfahrung geprägt und erlernt, gelebt und weitergegeben werden (Kautzky-Willer & Tschachler, 2012). Während das biologische **Geschlecht** eines Menschen, welches durch Chromosomen, innere und äußere Geschlechtsorgane und Hormone bestimmt ist, in den meisten Fällen eindeutig erkennbar ist, entwickelt sich das psychosoziale Geschlecht im Laufe des Lebens durch verschiedene Einflüsse. Merkmale, welche meist mit dem Fortpflanzungssystem des Menschen in Zusammenhang stehen werden auch **geschlechtsspezifisch** genannt. Diese Merkmale sind somit auf das rein biologische Geschlecht bezogen.

Als **geschlechtstypisches** Verhalten hingegen werden Eigenschaften verstanden, welche durch ein kulturspezifisches Rollenverständnis definiert werden. Diese Eigenschaften entsprechen einem dem biologischen Geschlecht angepassten Verhaltensmuster, welche mit der Erwartungshaltung des sozialen Umfeldes übereinstimmt (Rohde & Marneros, 2007).

Diese Konstruktion von Geschlechtern in ihrer Rollenidentifikation wird auch „**doing gender**" genannt. Hierbei interessiert es weniger, wie Frauen und Männer sind und was sie unterscheidet, sondern vielmehr, was sie tun, um diese Unterschiede im Alltag fortwährend herzustellen und mit sozialem Sinn auszustatten (Hurrelmann & Kolip, 2002). „Doing Gender" entspricht somit der gesellschaftlichen Erwartungshaltung gegenüber der klar abgegrenzten Rolle als Mann oder Frau.

Bei der psychosexuellen Entwicklung von Männern und Frauen haben die folgenden Aspekte eine grundlegende Bedeutung:

- Das biologische Geschlecht
- Die Geschlechtsidentität
- Die Geschlechtsrolle
- Die sexuelle Orientierung/ Identität

Darüber hinaus existieren (z.T. durch Subkulturen) noch viele andere, inoffizielle Bezeichnungen von Genderidentitäten, wodurch eine Grenzziehung, Darstellung und Kategorisierung nur begrenzt möglich ist (Abbildung 1). Auch ist ein seriöser, wissenschaftlicher Hintergrund dieser Neologismen als Gesellschaftsphänomen meist nicht nachweisbar.

Die folgende Abbildung verdeutlicht die Aufspaltung des Begriffes LGBT recht plastisch:

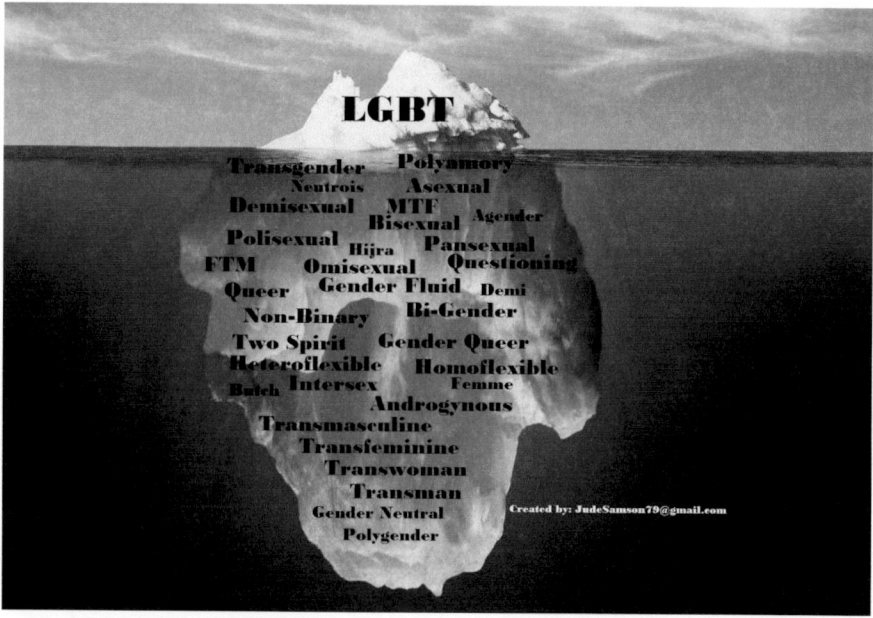

Abbildung 1: Tip of the iceberg (Samson, 2016)

Um jedoch die grundlegenden Konstellationen körperlicher und psychischer Variablen der sexuellen Identität eines Menschen darzustellen, sind im nachfolgenden Modell die vier am häufigsten vertretenen und bekannten Gruppen sexueller Orientierung abgebildet.

Varianten von Sex und Gender

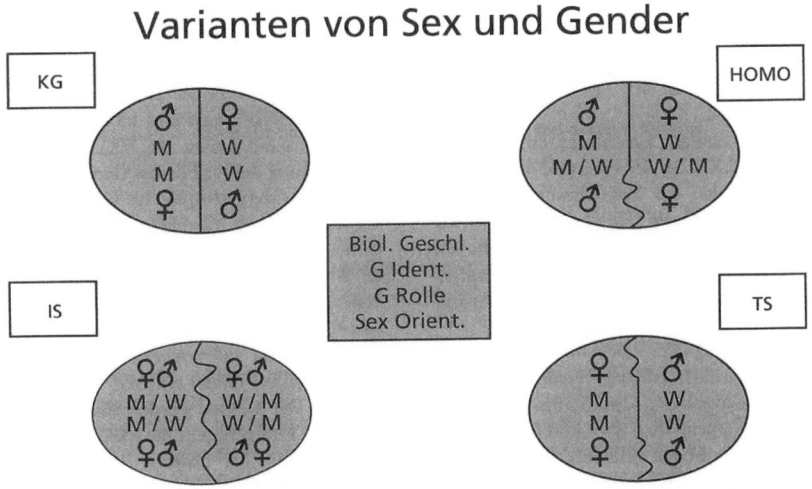

Abbildung 2: Varianten von Sex und Gender (Quelle: Rohde & Marneros, 2007)

Biologisches Geschlecht, Geschlechtsidentität (G Ident = Gender), Geschlechtsrolle (G Rolle = Rollenverständnis oder Rollenverhalten) und sexuelle Orientierung bei heterosexuellen Personen (KG), Homosexuellen Personen (Homo), Personen mit Intersexualität (IS) und Transsexualität (TS) (Rohde & Marneros, 2007).

Im Zusammenhang mit dem biologischen Geschlecht entwickelt sich die psychosexuelle, sozial-kulturelle Identität (Gender) von der frühen Kindheit an bis in das Erwachsenenalter. Sexuelle Präferenzen sowie die Ausprägung geschlechtstypischer Attribute entwickeln sich durch eine Vielzahl an Einflussgrößen: sozioökonomisches Umfeld, kulturelle Zugehörigkeit, Medieneinfluss, Offenheit des sozialen Umfeldes und vieles mehr. Besonders hervorgehoben wird bei Rohde und Marneros die Bedeutung der Erziehungsfaktoren und familiäre Variablen als Einflussgröße auf die psychosoziale Entwicklung. Diese haben nach einer Studie von Bell et al. von 1981 keinen nennenswerten Einfluss auf die spätere sexuelle Orientierung. Auch wird hier darauf verwiesen, dass die meisten bi- oder homosexuellen Erfahrungen typischerweise erst 3 Jahre nach Bewusstwerden der eigenen sexuellen Orientierung gemacht werden; sich also nicht erst nach den ersten sexuellen (gleich- oder gegengeschlechtlichen) Kontakten ausbilden (Rohde & Marneros, 2007).

Besonders hervorgehoben sei an dieser Stelle die Tatsache, dass viele nicht-heteronormative Geschlechtsidentitäten unter dem Code F64.- Störungen der Geschlechtsidentität, F65.-Störungen der Sexualpräferenz oder F66.- Psychische- und Verhaltensstörungen in Verbindung mit der sexuellen Entwicklung und Orientierung im ICD (International Classification of Deseases) geführt werden, und somit den Krankheitscharakter einer psychischen Störung zugeschrieben bekommen. Es ist weiterhin umstritten, ob diese Pathologisierung nicht dem Grundrecht auf Selbstbestimmung zuwiderläuft, da bei differenter Geschlechtsidentität meist das Krankheitsmerkmal des Leidens fehlt und somit eine unnötige Stigmatisierung der Betroffenen stattfindet. Die mit der veränderten sexuellen Identität verbundene Vulnerabilität einer Person gehört zu den auslösenden Komponenten bei der Entstehung von psychischer Überlastung und Erkrankung.

Nicht nur die Annahme geschlechtsübergreifender Attribute bei gleichzeitiger Akzeptanz des biologischen Geschlechts einer Person bestimmt die empfundene Geschlechtsidentität, sondern auch die Kombination aus psychosexuellen Anteilen und der gelebten Sexualität. In dieser Hinsicht haben sich diverse sexuelle Orientierungen ausgebildet, welche zusammengefasst häufig unter der Abkürzung **LGBTTIQ** (auch: LGBT) auftauchen. Dieses steht verkürzt für **L**esbian, **G**ay, **B**isexual, **T**ranssexual, **T**ransgender, **I**ntersexual und **Q**ueer. Im Folgenden sollen unter anderem diese Begriffe eingehender erklärt werden.

Als **Heterosexualität** wird die sexuelle Orientierung beschrieben, welche in unserem Kulturkreis vom größten Teil der Bevölkerung als „normal" angesehen wird (Heteronormativität). Hier bildet sich am deutlichsten die Erwartungshaltung der Gesellschaft in Bezug auf eine deutliche Unterscheidung von Männern und Frauen und dem dazugehörigen Rollenverhalten ab. Doch auch bei heterosexuellen Menschen ist zu erkennen, dass durch Übernahme gegengeschlechtlicher Attribute (der weiche, liebevolle Mann oder die harte, kämpferische Frau) bei gleichbleibender heterosexueller Orientierung eine Aufhebung der dichotomen Heteronormativität stattgefunden hat. Die alleinige Kategorisierung in „typisch Mann" und „typisch Frau" widerspricht dem heutigen gesellschaftlichen Bild eines Menschen.

Homosexualität beschreibt die (u.a. sexuelle) Präferenz zum eigenen Geschlecht, bei der eine Zuneigung und Partnersuche im gleichgeschlechtlichen Umfeld besteht. Im englischsprachigen Raum mit dem Begriff „gay" benannt existiert im Deutschen die Bezeichnung „schwul" bei Männern und „lesbisch" bei Frauen. Bis 1992 wurde die Homosexualität in der ICD (International Classification of Diseases) noch als psychische Erkrankung geführt. Diese nach der Heterosexualität größte Präferenzgruppe hat sich seit Beginn der sexuellen Revolution Ende der 1960er Jahre politisch wie gesellschaftlich auf eine breite Basis gestellt. Durch Vereinigung in Gruppen und Verbänden ist es homosexuellen Menschen gelungen, sich aus der Anonymität und Pathologisierung ihrer Identität in die Mitte der Gesellschaft zu stellen. Der Gleichstellung hetero- und homosexueller Paare mit allen Rechten und Pflichten wird nicht zuletzt durch die „Ehe für Alle" (Stand Juli 2017) Rechnung getragen (Bundesanzeiger Verlag GmbH, 2017). Trotz aller Fortschritte sehen sich homosexuelle Menschen weltweit noch immer häufig mit Feindseligkeiten, abwertendem Verhalten, Diskriminierung und gewalttätigen Übergriffen konfrontiert. Diese Belastung kann zu einer erhöhten Vulnerabilität gegenüber psychischen Erkrankungen wie dem Burn-out Syndrom oder Depressionen führen.

Im allgemeinen Sprachgebrauch wird **Bisexualität** (oder Ambisexualität, kurz: bi) als die sexuelle Orientierung oder Neigung bezeichnet, bei der sich Personen sowohl zu Frauen als auch zu Männern emotional oder sexuell hingezogen fühlen. Es gibt für die Häufigkeit von Bisexualität keine verlässlichen Zahlen, da die Ausprägung sowie praktische Umsetzung bisexueller Neigungen stark differiert und auch in Phasen zeitlich begrenzt sein kann. Ob diese Zuneigung tatsächlich körperlich ausgelebt wird, oder sich nur auf das Gefühl der romantischen Hingezogenheit zu beiden Geschlechtern bezieht ist für die Zugehörigkeit zum Kreis bisexueller Menschen unerheblich.

Bei 97,3 Prozent aller Geburten weltweit kann das biologische Geschlecht anhand der äußeren, erkennbaren Geschlechtsmerkmale (Penis, Vagina) festgestellt werden. Bei den verbleibenden 2,7% ist jedoch eine eindeutige Zuweisung zu einem Geschlecht nicht möglich. Der Begriff **Intersexualität**, wie er in der öffentlichen Debatte verwendet wird und dem Auftrag der Bundesregierung an den Deutschen Ethikrat zugrunde liegt, ist allerdings weder eindeutig noch unstrittig. Die Bezeichnung Intersexualität bezieht sich auf Menschen, die sich aufgrund von körperlichen Besonderheiten nicht eindeutig als männlich oder weiblich einordnen lassen. Der Begriff soll ältere Bezeichnungen wie Zwitter oder Hermaphrodit ablösen, die diskriminierenden Charakter haben können. Der Begriff Intersexualität, manchmal auch durch Intergeschlechtlichkeit oder Zwischengeschlechtlichkeit ersetzt, lässt offen, ob es sich um ein drittes Geschlecht handelt oder ob die Zuordnung nur nicht festgelegt oder festlegbar ist (Deutscher Ethikrat, 2012).

Besonders kritisch wird bei vorhandener Intersexualität die Durchführung einer geschlechtsangleichenden Operation bei nichteinwilligungsfähigen Minderjährigen bewertet. Durch diesen Eingriff wird dem Individuum die Möglichkeit genommen, sich in ein Geschlecht hinein zu entwickeln und selber über eine sexuelle Identität entscheiden zu können. Die Entfernung rudimentärer männlicher Geschlechtsteile (also die Operation zur Frau) stellt die chirurgisch einfachere Maßnahme dar, und wurde dabei häufiger gewählt, ohne dass sie im Einzelfall die der Situation des Kindes angebrachtere gewesen wäre. Eine geschlechtsangleichende Operation stellt, wie jede Operation auch, einen Eingriff in die körperliche Unversehrtheit dar, der nur nach Einwilligung des jeweiligen Patienten rechtmäßig und straffrei zulässig ist. Das elterliche Sorgerecht ermächtigt die Eltern prinzipiell dazu, im Namen ihrer minderjährigen Kinder einem solchen Eingriff zuzustimmen. Bei dieser Regelung wird heute jedoch kontrovers diskutiert, ob es im besonderen Fall der Geschlechtsangleichung vertretbar ist, wenn Eltern diese wichtige Entscheidung für das gesamte Leben ihrer Kinder treffen (Deutsche Gesellschaft für Transidentität und Intersexualität e.V., 2017).

Zum Teil bilden sich aber auch bei Heranwachsenden geschlechtstypische Körpermerkmale nicht, oder nicht ausreichend aus, so dass erst im späteren Verlauf der Entwicklung die Frage nach der Geschlechtszugehörigkeit aufkommt. Auch ist von „Hermaphrodismus" (gr. von Hermes und Aphrodite) die Rede; Betroffene nennen sich selbst Zwitter oder Drittes Geschlecht, um durch die nicht korrekte Bezeichnung selbstironisch gegen die Pathologisierung ihres Geschlechts durch Gesellschaft und Wissenschaft zu protestieren (Gendertreff, 2017).

Transgender (oder auch Transident) sind Menschen, welche sich mit ihrem biologischen Geschlecht nicht identifizieren und dem anderen Geschlecht zugehörig fühlen. Nach aktuell zugänglichen Statistiken sollen in der Bundesrepublik ca. 170.000 transidente Menschen leben. Die tatsächliche Zahl dürfte jedoch aufgrund der Anonymität vieler transidenter Personen wesentlich höher liegen. Während in der Öffentlichkeit beim Begriff „Transgender" vielfach die Assoziation zum „Mann in Frauenkleidern" besteht, ist die Transgender-Eigenschaft in Wahrheit unabhängig vom körperlichen Geschlecht. Das bedeutet: Es gibt sowohl Frauen, deren psychologisches Geschlecht männlich ist als auch Männer, deren psychologisches Geschlecht weiblich ist. Demnach spricht man im ersten Fall von Frau-zu-Mann-Transgendern (FzM) bzw. Transmännern. Ist das körperliche Ursprungsgeschlecht männlich, das psychologische Geschlecht dagegen weiblich, spricht man von Mann-zu-Frau-Transgendern (MzF) bzw. Transfrauen.

Die Transgender-Eigenschaft ist unabhängig von der sexuellen Orientierung. Es ist somit ein Irrglaube, dass Transgender homosexuell wären. Die Unterscheidung zwischen homosexuell und heterosexuell setzt ohnehin ein bipolares Geschlechtermodell voraus, das es jedoch de facto nicht gibt. Überspitzt formuliert ist die Beantwortung der folgenden Frage demnach gar nicht so einfach: Ist ein Mann-zu-Frau-Transgender ein heterosexueller Mann mit einer weiblichen Psyche oder eine homosexuelle Frau, die in einem Männerkörper leben muss? Ausgehend vom klassischen Verständnis sind die meisten Transgender heterosexuell. Homosexualität und Heterosexualität verteilen sich auf die Gesamtheit der Transgender wie unter anderen Menschen auch (Gendertreff, 2017).

Das bereits 1981 in Kraft getretene Transgendergesetz der Bundesregierung (auch Transsexuellen Gesetz - TSG) unter dem Titel „Gesetz über die Änderung der Vornamen und die Feststellung der Geschlechtszugehörigkeit in besonderen Fällen" regelt unter anderem die amtliche Namensgebung sowie die Änderung des Geschlechtseintrages in Geburtsregister und Personalausweis (www.Gesetze-im-Internet.de, 2017).

Transsexuelle Menschen wurden von der Medizin bisher als biologisch eindeutig definiert, haben aber das Wissen und Empfinden, dass sie dem anderen Geschlecht als dem bei der Geburt festgestellten zugehören. Ein transsexueller Mensch fühlt sich dem falschen Geschlecht zugehörig und will sich möglichst komplett dem Identitätsgeschlecht angleichen lassen. Dieser Vorgang kann durch eine Hormontherapie unterstützt werden, bei der weibliche bzw. männliche Hormone substituiert werden und so zu körperlichen Veränderungen führen. Unter Östrogentherapie verringert sich beim Mann zum Beispiel das Wachstum der Körperbehaarung, die Stimme wird heller und die Figur nimmt weibliche Formen an. Bei Frauen, die Testosteron erhalten, wird der Bartwuchs angeregt, die Stimme wird tiefer, das Verhältnis von Muskel- und Fettmasse wird verändert und die Figur weist nach und nach männlichere Züge auf. Viele Transsexuelle streben im späteren Verlauf auch eine geschlechtsangleichende Operation (GaOP) an, welche jedoch sehr zeit- und kostenintensiv ist und eine irreversible, endgültige Entscheidung für das weitere Leben bedeutet (Deutsche Gesellschaft für Transidentität und Intersexualität e.V., 2017).

Der Begriff „Transsexualität" ist irreführend, weil er mit dem gefühlten bzw. psychologischen Geschlecht, und im weiteren Sinne nichts mit der sexuellen Ausrichtung zu tun hat. In diesem Zusammenhang erscheint es angemessener, den Begriff „Transidentität" zu benutzen, weil die Identität eine andere oder eine nicht eindeutige ist. Für eine medizinische Diagnose „Transsexualität" ist Intersexualität im ICD 10 daher formal ein Ausschlusskriterium. Mit dem DSM V und dem Begriff „Gender Dysphorie" änderte sich dies und Intersexualität (DSD) wurde ins Buch der psychischen Störungen aufgenommen. Der Nachweis für die Diagnose „Intersexualität" kann nur durch spezielle Untersuchungen, unter anderem einer Chromosomenanalyse, erbracht werden. Dennoch kommt es immer wieder vor, dass intersexuelle Menschen, welche die Geschlechtsrolle wechseln, gar nicht erfahren, dass sie eigentlich intersexuell sind, und daher medizinisch und auch juristisch als transsexuelle Menschen behandelt werden (Berufsverband Intersexuelle Menschen e.V., 2017).

Der Begriff **Queer** hat sich in den USA als Bezeichnung für einen politischen Aktivismus (Queer politics) und einer Denkrichtung (Queer Theory oder Queer Studies) etabliert. Mit der Queer- Bewegung sollte Kritik an Heteronormativität und heterosexueller Zweigeschlechtlichkeit als gesellschaftliche verbindliche Norm, sowie an der Ausgrenzung gleichgeschlechtlich lebender Menschen zum Ausdruck gebracht werden.

Zunächst als Schimpfwort gegen jene verwandt, welche den gesellschaftlichen Normen geschlechtlicher und sexueller Identitäten nicht entsprachen (Schwule, Lesben etc.) entwickelte sich der Begriff zu einer Deutung von genderübergreifenden Identitätsmodellen, welche unabhängig vom biologischen Geschlecht und festgelegtem Gender eine freie Auslegung der eigenen Geschlechtlichkeit eines Menschen ermöglicht. Ein wesentlicher Unterschied zwischen Gender Studies und Queer Studies ist die Wahrnehmung und Erkenntnis, dass es mehrere Geschlechter gibt und dass sich Gender nicht nur in Männer und Frauen, Jungen und Mädchen kategorisieren lässt. Die umfassende Kritik an der Heteronormativität sagt aus, dass es eigene Genderformen gibt, welche auch als Transsexuell, Transgender, Inter- und Metrosexuell, lesbisch oder schwul auftreten können. Die Anzahl der in der Diskussion um Gender verwendeten Identitätsbezeichnungen wächst stetig und entspringt in vielen Fällen eher subjektiven Versuchen der Selbstdarstellung als einem wissenschaftlich- fachlichen Hintergrund (Abbildung 1).

Aus der ursprünglichen Bedeutung von Queer – nämlich: falsch, verrückt, sonderbar, fragwürdig, krank – haben sich mittlerweile Attribute wie frei, anders, unangepasst ausgebildet. Die treffendste Übersetzung ins Deutsche lässt sich mit der Affirmation „seltsam" beschreiben, um ein Gegen-die-Norm-Sein anzudeuten (Czollek, Perko, & Weinbach, 2009).

Gendermainstreaming

Mit diesem Begriff ist das gesundheits- und sozialpolitische Bestreben gemeint, den unterschiedlichen Belangen von Männern und Frauen gerecht zu werden, Ungleichheiten abzubauen und Chancengleichheit zu fördern (Rohde & Marneros, 2007). Dieses Konzept zielt darauf ab, die aufgrund gesellschaftlicher Konventionen bestehenden Unterschiede abzubauen. Gendermainstreaming ist Gleichstellungspolitik und die Berücksichtigung der Geschlechter, welche in die Regierungsprogramme vorgedrungen und zu einem allgemeinen

Bildungsanliegen geworden ist. Geschlechtersensibilität ist auch auf breiter Front in der deutschen Sprache angekommen, bei der sich um eine möglichst geschlechtsneutrale Ausdrucks- und Begriffsfindung bemüht wird (Kautzky-Willer & Tschachler, 2012).

Diversity, am besten mit „Verschiedenheit, Vielfalt" übersetzt, beschreibt ein Konzept, welches neben dem Geschlecht weitere Dimensionen der Pluralität heutiger Gesellschaften zu bündeln versucht und helfen soll, praxisrelevante Konzepte für den Umgang mit Vielfalt zu finden. Hierin ist eine positive Konnotation der Bereicherung zu erkennen und ein Engagement für die Herstellung von Chancengleichheit und den Abbau von Benachteiligungen aufgrund der Zugehörigkeit einer bestimmten Gruppe (Antal & Massing, 2009).

Es ist somit eine kulturelle, gesamtgesellschaftliche und sozialpolitische Aufgabe, Vielfalt innerhalb der Gemeinschaft zuzulassen, zu würdigen und zu fördern. Viele ethische Regelwerke (ICN-Codex, deutsches Grundgesetz, Menschenrechtscharta der UN) statuieren das Recht eines jeden Menschen unter anderem auf freie Entfaltung seiner Persönlichkeit, Wahrung der Würde, ein gewaltfreies Lebensumfeld und dem Zugang zu Bildung.

Gender in Internetkultur und sozialen Netzwerken

Ein besonderer Aspekt der Genderdiskussion kam mit der immer stärker werdenden Nutzung von sozialen Netzwerken im Internet auf. Mitunter haben sich durch Individualisierung und Abgrenzung von Personen und Gruppen neue, teils inoffizielle Genderbezeichnungen jenseits anerkannter Trans- und Intersexualität ausgebildet (Abbildung 3: Inoffizielle Gendersymbole). Die Nutzung des Gender-Begriffes als Alleinstellungsmerkmal einer bestimmten Subkultur zur Selbstdarstellung entbehrt jedoch jeder wissenschaftlichen Grundlage und ist daher für seriöse Forschungen nicht relevant.

Real ist hingegen die öffentliche Diskussion um eine gendergerechte Schreibweise in der deutschen Sprache, geschlechtsneutrale Beschilderungen, Unisextoiletten im öffentlichen Raum (Schupelius, 2017) und Einführung des generischen Femininums (Kühne, 2013). So massiv wie die Bemühungen um eine umfassend gendergerechte Gestaltung von Sprache, Gesellschaft und Umfeld, so stark wächst jedoch auch innerhalb der Bevölkerung und in den Medien der Widerstand gegen einen „Genderwahnsinn" als künstliche und grenzenlose, unkontrollierte Gleichmacherei (Sand & Kelle, 2015).

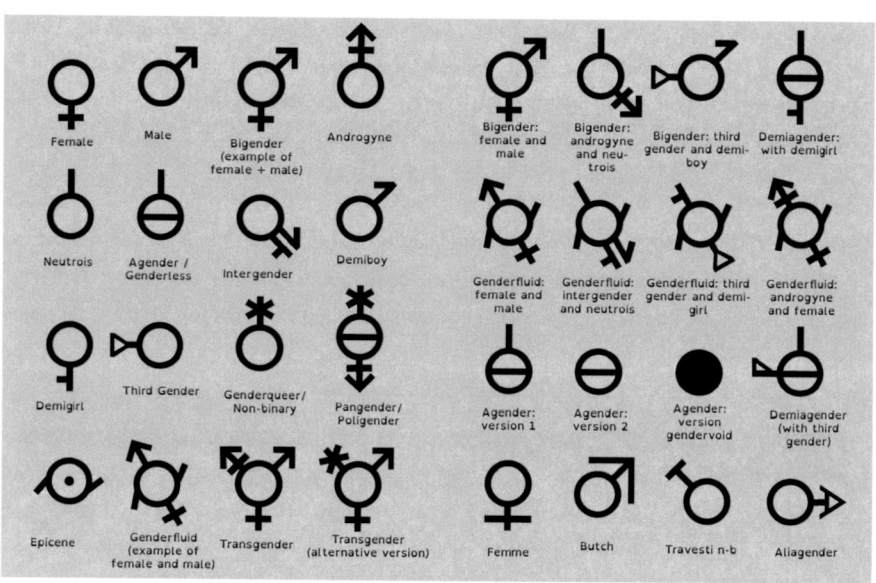

Abbildung 3: Inoffizielle Gendersymbole (Cari-Rez-Lobo, 2017)

4. Methodenteil - Literaturrecherche

Die Suche, Sichtung und Beschaffung von Informationen zu einer Forschungsfrage ist ein umfangreicher Prozess. Daher soll an dieser Stelle die Planung und Durchführung der Literaturrecherche modellhaft dargestellt werden. Die während des Bachelor- Studiums vermittelten Inhalte zu evidenzbasierter Forschung sind zielführend für die Erstellung wissenschaftlich fundierter Arbeiten.

Definition der Fragestellung

Zu Beginn der Suche sollte die Formulierung einer Fragestellung abgeschlossen sein. Sie sollte präzise aber nicht allzu umfassend sein, da sich die einzelnen Komponenten (Schlagworte/Abstracts) für die Recherche ableiten lassen sollten. Schlagworte und Abstracts, welche sich im Wortlaut der Fragestellung befinden, können oft hilfreich sein, um die passende Literatur ausfindig zu machen. Eine eindeutige Formulierung der Forschungsfrage hilft, Missverständnisse bei den Lesern zu vermeiden und grenzt das zu bearbeitende Fachgebiet sinnvoll ein. Mitunter wird die Fragestellung auch während der Recherche und der Erstellung der Arbeit noch angepasst, weil sich erst bei intensiver thematischer Auseinandersetzung neue Aspekte und Erkenntnisse ausbilden.

Der für diese Arbeit zugrundeliegenden Fragestellung „Hat ein genderspezifischer Behandlungsansatz in der Psychotherapie einen positiven Einfluss auf den Therapieerfolg?" gingen zahlreiche Umformulierungen voraus, zum Beispiel, wenn sich herausstellte, dass die Fragestellung nicht oder nur zum Teil das Forschungsanliegen definiert.

Auswahl der Suchbegriffe

Aus der vorher formulierten Fragestellung werden nun Schlagworte abgeleitet, mit deren Hilfe die Datenbanken nach relevanten Einträgen durchsucht werden sollen.

Schlagwort deutsch	English Translation	alternatives
Psychotherapie	psychotherapy	psychological therapy
Geschlecht	gender	sex
Therapie	therapy	counseling
Ergebnis	outcome, output	result
Männer und Frauen	Men and women	Male and female
Einfluss	influence	effect
Berücksichtigung	consideration	considering

Tabelle 1: Suchbegriffe

Da bei der Recherche auch englischsprachige Datenbanken abgefragt werden, ist eine möglichst bedeutungsnahe Übersetzung der Schlagwörter wichtig.

Bei der Suche werden Boolesche Operatoren (AND, OR, NOT) verwendet, um Verknüpfungen von Suchbegriffen sowie Ausschlüsse von Suchergebnissen zu erreichen.

Auswahl der Datenbanken

Im Internet steht eine große Anzahl an Datenbanken zu vielen verschiedenen (medizinischen) Themen bereit. Bei der Auswahl der für die Fragestellung relevanten Datenbanken ist der Themen- oder Fachbereich maßgeblich. Da es eine Vielzahl an Literaturdatenbanken mit eigenen thematischen Schwerpunkten gibt,ist es notwendig vor der systematischen Literaturrecherche diejenigen zu identifizieren, die für die gegebene Fragestellung relevante Daten enthalten.

Bei der vorliegenden Arbeit sind darüber hinaus auch diverse Bibliotheken online nach passender Literatur durchsucht worden. Auf diese Weise können auch Print und elektronische Medien wie Bücher, eBooks, ePaper oder Zeitschriftenartikel ausfindig gemacht werden.

Eingrenzung der Suche

Um von vornherein unerwünschte Suchergebnisse zu vermeiden und die Anzahl der gefundenen Datenbankeinträge zu verringern kann die Suche auf diverse Merkmale eingeschränkt werden. So kann vorab zum Beispiel ein festgelegter Veröffentlichungszeitraum selektiert werden, Ergebnisse nur in gewünschter Sprache angezeigt und auch nach Verfügbarkeit, Aktualität, Themenbezogenheit sowie dem Grad der Wissenschaftlichkeit eingegrenzt werden.

Da nicht alle weltweit verfügbaren Publikationen zu einem bestimmten Thema herangezogen werden können, ist eine Begrenzung auf einen überschaubaren Teil des gesamten Materials notwendig. Hierzu lässt sich häufig schon bei der groben Übersicht der Informationen eine Auswahl der Literatur treffen, welcher für die Bearbeitung der Forschungsfrage hilfreich und aussagekräftig sein kann. Diese Auswahl wird bei der anschließenden Feinsuche nochmals überprüft und entweder verworfen oder auf eine Literaturliste zur Beschaffung gesetzt. Diese sollte letztendlich eine gute Auswahl der zur Verfügung stehenden Quellen enthalten, welche dem Autor bei der Ausarbeitung umfassende Informationen liefern können.

Erarbeitung der Suchstrategie

Bei der Formulierung von Suchstrategien geht es darum, die im Rahmen des Recherchekonzeptes identifizierten Begriffe in eine konkrete Datenbank spezifische Suchstrategie umzuwandeln. Dies bedeutet, es muss geprüft werden, ob und welche der identifizierten Begriffe als Schlagworte existieren und wie diese definiert sind. Bei der Erstellung einer Suchstrategie ist grundsätzlich zwischen Schlagwort- und Freitextsuche zu unterscheiden, wobei die endgültige Struktur einer Suche immer eine Kombination aus beidem darstellt.

Freitextformulierungen werden eingesetzt, um Aspekte zu ermitteln, die nicht mit Schlagworten abgedeckt sind, Defizite der Indexierung mit Schlagworten aufzudecken und Fehler in der Indexierung mit Schlagworten aufzudecken und auszugleichen.

Mitunter kann die Suchstrategie sowie die Begriffe für die Schlagwortsuche angepasst werden, weil bei Recherche und fortschreitendem Forschungsstand häufig neue Aspekte auftauchen, welche es zu bearbeiten gilt.

Sichtung der gefundenen Literatur

Trotz vieler gefundener Bücher zu einzelnen Suchbegriffen, auch wenn diese nicht konkret zur Forschungsfrage passen, können diese sehr wichtig sein, da die Übersicht der Literaturverzeichnisse in ihnen auf weitere Literatur verweist, die bis zu diesem Zeitpunkt veröffentlicht wurde. Zitate sind somit ein wichtiger Ausgangspunkt für die weitere Recherche. Wurden Zeitschriftenartikel recherchiert, bieten die Abstracts eine erste Orientierung über den Inhalt und häufig einen ersten Überblick über die Ziele des Artikels sowie über die angewandten Forschungsmethoden und Ergebnisse.

Die so gefundene Literatur wird dann auf Verfügbarkeit, Themenbezug und Aktualität geprüft und sortiert, wobei aktuellere Daten bei guter Verfügbarkeit priorisiert werden. Die Auswahl der infrage kommenden Literatur kann so eingegrenzt werden, um sich auf relevante Informationen welche dem aktuellen Stand der Forschung entsprechen und darüber hinaus eine gute Verfügbarkeit aufweisen zu fokussieren.

Beschaffung der Literatur

Nach Zusammenstellung der Literaturliste und der entsprechenden Priorisierung wird erkennbar, welche Informationen einfach und welche mit erhöhtem Aufwand verfügbar sind. Bücher und Zeitschriften, welche in den Bibliotheken der FH Münster erhältlich und vorhanden sind, können nach Vorbestellung gesammelt abgeholt werden. Auch Bücher, welche in der FH angeschlossenen Bibliotheksbeständen verfügbar sind, können angefordert und per Fernleihe entliehen werden. Material, welches in elektronischer Form angeboten wird, kann im Internet heruntergeladen und gespeichert werden.

Bei der Materialsuche in Online-Datenbanken unterscheiden sich die Informationen in solche, die frei verfügbar sind, und andere, welche nur nach Zahlung einer Gebühr eingesehen werden können. Bei der Recherche zu dieser Arbeit hat der Autor auf Schriften zurückgegriffen, die als Abstract oder Volltext in deutscher oder englischer Sprache kostenlos zur Verfügung stehen.

5. Die Bedeutung des Gender für die psychische Gesundheit

Die Zugehörigkeit zu einem Geschlecht ist, wie Körperlichkeit und Zeitlichkeit, eine der prägendsten und bestimmenden Erfahrungen eines jeden Menschen. Besondere Brisanz erfährt diese Dimension von Geschlechtlichkeit durch die Polarisierung, die das in fast allen Kulturen vorherrschende System der Zweigeschlechtlichkeit kennzeichnet (Schigl, 2012).

Auch nach Jahrzehnten der Aufklärung durchzieht eine lebhafte Kultur von Missverständnissen und Stereotypie gegenüber geschlechtlicher Vielfalt das Wissen und das Verhalten der heutigen, modernen Gesellschaft. Trotz vielfacher Versuche von Aufklärung, Annäherung und Entmystifizierung ist es nur zum Teil gelungen, hartnäckige Ressentiments gegenüber Menschen aufzulösen, welche aufgrund ihrer empfundenen Geschlechtszugehörigkeit nicht in das Muster einer heterogenen Gemeinschaft zu passen scheinen. Das „Anderssein" führt zu einer Außenseiterrolle, welche die Betroffenen im täglichen Leben, im sozialen Umgang mit anderen sowie in den meisten Schnittpunkten gesellschaftlicher Bereiche vor unüberwindliche Hürden stellt. Der im deutschen Grundgesetz verankerte Anspruch auf die Unantastbarkeit der Würde eines Menschen scheint an Wirkung zu verlieren, sobald eine Person dem gesellschaftlichen Kodex und Grundüberzeugungen zuwiderläuft.

Aufgrund dieser Ausgrenzung aus gesellschaftlicher Einheit, der Angst vor Andersartigkeit bis hin zu offenen Anfeindungen und Angriffen auf Menschen mit abweichender Genderidentität entsteht für Betroffene eine Situation von Dauerbelastungen, Diskriminierung und gesellschaftlichem Ausschluss, was je nach Vulnerabilität und Kompensationsmechanismen eines Menschen zu einem anhaltenden Stresszustand kommen kann, welcher eine Destabilisierung der psychischen Gesundheit nach sich ziehen kann.

Eine Variable zur Entstehung vieler psychischer und psychosomatischer Krankheiten ist daher die biologische oder gefühlte Zugehörigkeit eines Menschen zu einem Geschlecht.

Männliche Therapeuten berichten, dass ihre heterosexuellen männlichen Patienten (v. a. in Gruppen) großen Wert darauf legen und Anstrengung darauf verwenden, nicht als homosexuell zu erscheinen und besonders „bemüht männlich" sind. Daraus spricht einerseits eine manifeste Homophobie, aber auch die Verwirrung der Männer, die sich als Hilfesuchende plötzlich außerhalb des hegemonialen Männerbildes verorten. So muss von ihnen die Abgrenzung von allem, was als unmännlich d. h. klischeehaft weiblich oder schwul gilt, besonders in den Anfängen von Therapien vehement vorgenommen werden (Schigl, 2012).

Während die Lebenszeitprävalenz bei psychischen Erkrankungen von Männern und Frauen in etwa gleich hoch ist, bestehen bei einzelnen Krankheitsbildern deutliche Prävalenzunterschiede. Die folgende Abbildung gibt Aufschluss über die prozentuale Verteilung wichtiger psychischer Krankheitsbilder und deren Prävalenz:

Störung	Gesamt %	Frauen %	Männer %	Prävalenz
Angststörungen	14,5	19,8	9,2	12 Monate
Affektive Störungen	11,9	15,4	8,5	12 Monate
Somatoforme Störungen	11,0	15,0	7,1	12 Monate
Schmerz-Störung	8,1	11,4	4,9	12 Monate
Alkoholmissbrauch/-abhängigkeit	4,1	1,3	6,8	12 Monate
Illegale Substanzen Missbrauch/ Abhängigkeit	0,7	0,5	1,0	12 Monate
Persönlichkeitsstörungen Dissoziale Persönlichkeitsstörung	10,0	10,3	9,6	Lebenszeit
	3,6	1,9	5,5	

Tabelle 2: Prävalenz psychischer Störungen nach Geschlecht (Quelle: Gadebusch Bondio, 2014)

Frauen sind von internalisierenden Erkrankungen wie unipolaren Depressionen, Neurosen, Angst- und Essstörungen sowie somatoformen Störungen etwa doppelt so häufig betroffen wie Männer. Auch bei Medikamentenabhängigkeiten sind Frauen im Schnitt dreimal so häufig betroffen wie Männer. Externalisierte Krankheitsbilder wie Alkohol- und Drogenabhängigkeit oder dissoziale Persönlichkeitsstörungen sind dabei häufiger bei Männern festzustellen.

Bei den Suizidversuchen werden etwa zu zwei Dritteln von Frauen begangen, wohingegen der vollendete Suizid ein eher männliches Phänomen darstellt. Von allen Suizidopfern sind zwei Drittel bis drei Viertel Männer. In allen Altersstufen liegt hier die Suizidrate höher als bei den Frauen; im Alter steigt diese Rate noch einmal überproportional an (Gadebusch Bondio, 2014).

Hierzu hat das statistische Bundesamt (Destatis) für das Jahr 2015 auf ihrer Internetseite die folgenden Daten veröffentlicht:

Anzahl der Suizide in Deutschland 2015

von ... bis unter ... Jahre	Insgesamt	Männlich	Weiblich
unter 10	-	-	-
10 bis 15	19	6	13
15 bis 20	196	133	63
20 bis 25	316	243	73
25 bis 30	427	340	87
30 bis 35	485	380	105
35 bis 40	466	356	110
40 bis 45	621	458	163
45 bis 50	895	658	237
50 bis 55	1 082	792	290
55 bis 60	1 034	768	266
60 bis 65	757	548	209
65 bis 70	590	406	184
70 bis 75	827	580	247
75 bis 80	934	681	253
80 bis 85	680	517	163
85 bis 90	486	353	133
90 und älter	263	178	85

Tabelle 3: Anzahl der Suizide 2015 (Statistisches Bundesamt, 2017)

Nicht zuletzt mag dieses der Tatsache geschuldet sein, dass Männer im Allgemeinen gar nicht oder erst zu spät ärztliche Hilfe in Anspruch nehmen. Im heteronormativen Rollenbild der Gesellschaft sind dem Mann Eigenschaften wie Härte, Durchhaltevermögen, Leidensfähigkeit, Zähigkeit und Standhaftigkeit zugeschrieben. Diese Rollenerwartung zu durchbrechen kommt für viele Männer einem Identitätsbruch gleich. Durch offen gezeigte Verletzlichkeit, Hilflosigkeit und Schwäche wird eingeräumt, nicht jede Situation mit eigenen Ressourcen und Copingstrategien bewältigen zu können.

Dieses Verhalten führt zu einer Verzerrung (Gender Bias) in der Statistik psychischer Erkrankungen. Erkrankte männliche Personen werden statistisch nicht erfasst, weil sie sich bei Problemen keine professionellen Hilfen einfordern, sondern versuchen, die Dinge „auszusitzen" oder mit sich selbst auszumachen (Hoebel, 2012). Auch schätzen Männer Unabhängigkeit und Entscheidungsfähigkeit; Hilfsbedürftigkeit bedeutet für sie Schwäche und wird daher abgelehnt. Frauen hingegen schätzen Kontakte und beziehen Freunde und

Hilfsangebote ein; sie treffen Entscheidungen in einem Beziehungskontext und fühlen sich freier, auch ihre Meinung zu äußern (Rohde & Marneros, 2007).

Besonders die gesellschaftswirksame Bedeutungszuschreibung einer psychischen Erkrankung ist für viele Betroffene ein Grund, einen Arztbesuch möglichst lange aufzuschieben oder gar zu vermeiden. Zu groß ist die Befürchtung einer Stigmatisierung durch die Diagnose. Seelische Störungen werden dann so lange ertragen, bis es zu einer ungeeigneten Ausweichstrategie wie z.B. Substanzmissbrauch oder Suizidierung kommen kann. Auch in diesem Fall sind es vermehrt Männer, welche die Körpersignale einer seelischen Störung missachten und als nicht behandlungsbedürftig einstufen. Dementsprechend wird ärztliche oder psychotherapeutische Hilfe erst zu spät in Anspruch genommen, was die Behandlungsdauer und -intensität meist deutlich erhöht. Frauen sind bei der Interpretation von Symptomen und bei der Anforderung medizinischer Hilfen vermutlich aufgrund ihrer sensibleren Körperwahrnehmung bei einem insgesamt verantwortungsvolleren Gesundheitsverhalten zu einem früheren Zeitpunkt zu einer Beratung oder Behandlung bereit als Männer (Rohde & Marneros, 2007).

Ein weiterer Aspekt der Biographiearbeit in der Psychotherapie sind Erfahrungen (sexueller) Gewalt, welche geschlechtsabhängig verschiedene Problematiken und Erkrankungen nach sich ziehen können. Jede Form körperlichen oder seelischen Missbrauchs eines Menschen hinterlässt tiefe Spuren und verändert die Persönlichkeit nachhaltig. Missbrauchs- und Gewalterfahrungen im Kindes- und Jugendalter können häufig durch die Betroffenen nicht kompensiert werden, da die Möglichkeit innerhalb eigener Ressourcen Hilfe zu finden nicht vorhanden ist. Verlässliche Zahlen zu Übergriffen durch Erwachsene gegenüber Kindern und Jugendlichen sind daher schwer darzustellen. Meist wird erst im Erwachsenenalter durch die Entstehung einer psychischen (oder psychosomatischen) Erkrankung die Bedeutung und Schwere der gemachten Erfahrungen in der Kindheit deutlich (Hurrelmann & Kolip, 2002).

Nach Einschätzung vieler Experten sind die Schädigungen umso schwerwiegender,

- je größer der Altersunterschied (z.B. Generationenunterschied) zwischen Täter und Opfer ist;

- je größer die verwandtschaftliche Nähe ist (sexuelle Übergriffe durch Autoritäts- und Vaterfiguren werden als besonders gravierend eingestuft);

- je länger der Missbrauch andauert;

- je jünger und weniger weit entwickelt das Kind zu Beginn des Missbrauchs ist;

- je mehr Gewalt angedroht und angewendet wird;

- je vollständiger die Geheimhaltung ist

- je weniger sonstige schützende Vertrauensbeziehungen, etwa zur Mutter, Geschwistern, Gleichaltrigen oder einer Lehrerin bestehen.

(Fegert, 2017)

Eine verlässliche Statistik psychischer Erkrankungen, welche durch Missbrauchs- und Gewalterfahrung entstanden sind, kann aufgrund hoher Dunkelziffern nicht authentisch erstellt werden. Bekannt ist jedoch, dass Krankheitsbilder wie Bulimie, Depressionen, PTBS, Somatisierungsstörungen, Persönlichkeitsstörungen, Panikstörungen und Substanzmissbrauch/Alkoholismus eng mit traumatischen Erlebnissen während Kindheit und Adoleszenz verbunden sind. Besonders bei Frauen mit Gewalterfahrung ist das Auftreten von Suizidideen, Suizidversuchen und Suiziden signifikant erhöht gegenüber Frauen, welche in einem gewaltfreien Umfeld aufgewachsen sind (Rohde & Marneros, 2007).

Gewalt findet auch häufig Anwendung gegen Menschen, welche einer Rollenerwartung nicht gerecht werden. Gerade Homosexuelle und Menschen mit abweichender sexueller Identität werden gezielt Opfer von psychischen und/ oder physischen Übergriffen.

Die Anzahl homo- und transphober Angriffe, welche strafrechtlich verfolgt wurden, lag nach Auskunft des Bundesinnenministeriums von Januar bis Ende Juli 2017 bei 130 gemeldeten Straftaten in Deutschland. Im Vorjahreszeitraum lag diese Ziffer bei 102 Delikten, was einen Anstieg von ca. 30% in 2017 entspricht (Spiegel.de, 2017).

Gender und Geschlecht bilden zusammen ein vielschichtiges Konstrukt, welches in all seinen Konstellationen und Ausprägungen mintunter die Persönlichkeit eines Menschen definieren. Diese sehr intimen und sensiblen Lebensbereiche versucht jedes Individuum zu schützen und zu verteidigen. Daraus resultiert eine hohe Vulnerabilität des seelischen Gleichgewichtes, was wiederum eine große Bedeutung für den Bereich der Psychotherapie hat.

6. Vorhandene und geeignete gendersensible Ansätze der Psychotherapie

Dieses Kapitel soll veranschaulichen, welche relevanten Arten von Psychotherapie in der Praxis Anwendung finden, und inwieweit diese einen gendersensiblen Ansatz verfolgen bzw. dafür geeignet erscheinen. In diesem Rahmen soll auch die Kernfrage dieser Arbeit bearbeitet werden.

In der klinischen und ambulanten Psychotherapie finden eine Vielzahl von psychotherapeutischen Behandlungsansätzen Anwendung. Je nach diagnostiziertem Krankheitsbild und nach Richtung psychotherapeutischer Schule bestehen parallele, evidenzbasierende Behandlungsansätze. Der Erfolg einer Psychotherapie kann über die Indikatoren „Dauer der Behandlung bzw. vorzeitige Beendigung der Therapie" sowie „Therapieerfolg (im engeren Sinne, gemessen am Ende der Behandlung)" ermittelt werden. Die Geschlechtszugehörigkeit einer Person als Alleinstellungsmerkmal zur Untersuchung geeigneter Psychotherapien taucht in keiner bislang veröffentlichen Studie auf. Andere Variablen wie z.B. Alter der Patienten, Art und Schwere des Krankheitsbildes, ambulante oder stationäre Therapie nehmen neben der Genderidentität erheblichen Einfluss auf den Therapieerfolg (Rohde & Marneros, 2007).

Eine gendersensible Psychotherapie zeichnet sich schon zu Beginn dadurch aus, dass der Patient oder die Patientin eine Wahlmöglichkeit bezüglich des Geschlechts des Therapeuten/ der Therapeutin hat. Diese nicht zu vernachlässigende Option kann bereits zu Beginn einer Behandlung zu Offenheit und Compliance des Patienten beitragen.

Obwohl Studien (Bowman et. al. 2001) darauf hinweisen, dass die Geschlechtszugehörigkeit der Therapeuten nur eine geringe Bedeutung für den Therapieerfolg hat, wird in der Literatur die Meinung vertrete, dass die „Geschlechterpassung", also weibliche Therapeutin und weibliche Patientin sowie männlicher Therapeut und männlicher Patienten, zu den erfolgreichsten Behandlungen führt. Die Diskrepanz beider Meinungen sei darauf zurückzuführen, dass Patienten und Therapeuten in den Studien im statistischen Sinne unabhängig voneinander behandelt wurden (Rohde & Marneros, 2007). Erwähnenswert erscheint auch, dass sämtliche Studien als quasi- experimentelles Design auf psychoanalytische Kurzzeittherapien angewandt wurden und keine anderen Therapieformen in die Studie mit eingingen. Als Bezugsgröße zur Auswahl der Patienten wurde jeweils nur das biologische Geschlecht gewählt. Die empfundene Geschlechtszugehörigkeit bzw. Genderidentität eines Patienten war nicht Gegenstand vorliegender Studien.

Letztendlich kann nicht generell von einer richtigen oder falschen Patienten- Therapeuten Zuordnung gesprochen werden. Persönliche Präferenzen der Patienten, individuelle Lebens- und Lerngeschichte, fachliche Eignung des Therapeuten und Sympathie gegenüber dem Anderen sind Variablen, welche jede personelle Konstellation innerhalb einer Psychotherapie beeinflussen.

Um nun verschiedene Arten der Psychotherapie nach ihrer vorhandenen oder möglichen Eignung eines gendersensiblen Ansatzes zu bewerten, soll für die vorliegende Arbeit eine Kategorisierung von Therapien vorgenommen werden.

Grundsätzlich werden in Studien immer wieder stützende sowie deutende Therapieformen unterschieden. Auch die Einteilung in Einzel- und Gruppentherapien dient einer groben Unterscheidung verschiedener Therapieangebote.

In einer Studie von Ogrodniczuk und Staats aus dem Jahre 2002 wurden Einzelpsychothera- pien mit jeweils stützendem (extrinsische Motivation, Anleitung) und deutendem (intrinsische Motivation, Ressourcenaktivierung) Charakter (Kurzzeittherapien von je 20 wöchentlichen Sitzungen) auf ein geschlechterabhängiges Outcome hin untersucht. Bei den Diagnosen handelte es sich um eine heterogene Patientengruppe mit Major Depression, Angst- und Persönlichkeitsstörungen (PKS). Als Ergebnis der Studie konnte festgestellt werden, dass die männlichen Patienten in der deutenden Psychotherapie signifikant größere Fortschritt ver- zeichneten als Männer in der stützenden Therapieform. Zudem hatten die männlichen Proban- den der stützenden Form nach Beendigung der Therapie weitere Symptomverbesserungen zu verzeichnen; bei der männlichen Gruppe in der deutenden Form kam es zu keiner weiteren Symptomverbesserung. Bei den weiblichen Patienten zeigte sich ein genau entgegengesetzter Verlauf. Diese profitierten während der Therapie mehr von der stützenden Form, und berichte- ten auch nach Therapieende eher von einer Symptomverbesserung als die weibliche Ver- gleichsgruppe der deutenden Therapie (Ogrodniczuk & Staats, 2002).

Eine weitere Arbeit von Ogrodniczuk et. al (Ogrodniczuk, Piper, & Joye, 2006) hat die Betrachtung gruppentherapeutischer Therapieangebote unter dem Aspekt geschlechtsab- hängiger Einflüsse auf den Therapieerfolg zum Inhalt. Untersucht wurden hierbei gemischt- geschlechtlich besetzte Therapiegruppen, in denen Patientinnen deutlich in der Mehrzahl waren. Es zeigte sich, dass weibliche Patientinnen generell mehr als männliche Patienten von dem gruppenpsychotherapeutischen Angebot profitierten, unabhängig davon, ob deutend oder unterstützend gearbeitet wurde. Eine Erklärung der besseren Therapieergebnisse bei Frauen könnte nach Analyse der Gruppenwirkfaktoren in der Bindung des Einzelnen zur Gruppe zu finden sein, welche bei den Männern weniger ausgeprägt war. Dieses kann auch in Zusammenhang mit der geringeren Anzahl der männlichen Patienten in den einzelnen Gruppen stehen.

In der Zusammenschau beider Studien der Ogrodniczuk Arbeitsgruppe zeigt sich, dass die Interaktion verschiedener Variablen, darunter auch die Geschlechtszugehörigkeit der Patienten einen komplexen Zusammenhang darstellt. Frauen profitieren generell besser als Männer von der Gruppenpsychotherapie, bei einzeltherapeutischen Angeboten profitieren jedoch männliche Patienten (zumindest kurzfristig) von einem deutenden Angebot, während weibliche Patientinnen bessere Ergebnisse bei einem stützenden Vorgehen erzielen konnten (Ogrodniczuk, Piper, & Joye, 2006).

7. Geschlechtsspezifische Besonderheiten in der Psychopharmakotherapie

Bei der medikamentösen Behandlung psychischer Erkrankungen haben zu den psychosozialen Unterschieden auch körperchemische, hormonelle und andere biologische Vorgänge im Körper eines Menschen einen großen Einfluss. Der physiologische Aufbau und die Abläufe des Metabolismus von Männern und Frauen können als grundlegend different beschrieben werden.

Bezüglich der Pharmakokinetik von Arzneimitteln spielen Körpergewicht, Körperfettanteil, Muskelmasse und Wassergehalt des Körpers eine gewichtige Rolle. Bei Frauen ist das Verhältnis zwischen Fett- und Muskelmasse sowie auch der Wassergehalt des Gewebes anders als bei Männern. Daraus ergeben sich bereits geschlechtsspezifische pharmakologische Differenzen (Reinbold & Assion, 2011).

Da aber bei der Entwicklung von Medikamenten eine möglichst homogene Zielgruppe abgedeckt werden soll, werden Ergebnisse von Arzneimittelstudien, die meist an jungen Männern erhoben wurden, einfach auf Frauen übertragen. Der Grund dafür ist, dass Frauen als Teilnehmerinnen an solchen Studien meist zahlenmäßig unterrepräsentiert sind. Prinzipiell nehmen Frauen jedoch mehr Medikamente ein als Männer, wie diverse Analysen von Arzneimittelverordnungen zeigen. Besonders groß ist der Unterschied bei den Psychopharmaka, die bei Frauen doppelt so häufig verordnet werden wie bei Männern (Reinbold & Assion, 2011).

Gründe für die überwiegend männlichen Teilnehmer an Medikamentenstudien sieht Dr. Angelika Voß im schwankenden weiblichen Zyklus, der Ergebnisse verfälschen könnte. Zudem könnte eine Frau während einer laufenden Studie schwanger werden und damit Risiken für das Embryo bestehen. Beides würde einen erheblichen Mehraufwand verbunden mit hohen Kosten für die Hersteller bedeuten. Darüber hinaus spielen Risikobereitschaft und geschlechtsabhängiges Gesundheitsbewusstsein von Männern und Frauen eine Rolle, da Frauen vermutlich eine größere Angst vor den unkalkulierbaren negativen Auswirkungen auf ihre Gesundheit haben (Voß, 2007).

Der Verbrauch von Arzneimitteln ist abhängig vom Alter und Geschlecht der Patienten. Eine Übersicht der Arzneimittelverordnung bei der größten deutschen gesetzlichen Krankenkasse in Deutschland zeigt, dass 2011 im Durchschnitt pro 100 Versicherte 864 Arzneimittel verordnet wurden. Pro 100 Männer waren es 763 Verordnungen, pro 100 Frauen dagegen 22,3% mehr; nämlich 937.Im Alter bis 10 Jahren ist der Anteil von Jungen und Mädchen noch relativ ähnlich. Jungen erhalten sogar ganz gering häufiger Arzneimittel als Mädchen. Bis zum Alter von 60 Jahren verändert sich das Verteilungsmuster deutlich.

Es gibt eine Reihe von Arzneimitteln, die bei Frauen auffällig häufig verordnet werden. Hierzu gehören Sexualhormone, Osteoporosemittel, Schilddrüsentherapeuthika und Mineralstoffe. Antithrombotische Mittel, Präparate bei erektiler Dysfunktion sowie Lipidsenker werden hingegen häufiger für Männer verschrieben.

Bei der Versorgung mit Psychopharmaka werden die geschlechtsspezifischen Unterschiede besonders deutlich. Frauen erhielten im Jahre 2010 mit 33,4 verordneten Tagesdosen durchschnittlich 56% mehr Psychopharmaka verordnet als Männer mit 21,0 Tagesdosen. Die geschlechtsspezifischen Unterschiede in der Arzneimittelversorgung führen auch zu unterschiedlichen Profilen von Arzneimittelnebenwirkungen. Verschiedene Untersuchungen haben belegt, dass Frauen häufiger von unerwünschten Arzneimittelnebenwirkungen betroffen sind als Männer. Dieses geht nicht zuletzt auf die Tatsache zurück, dass Frauen bei der Entwicklung und Erprobung von Medikamenten als Testpersonen nur sehr selten teilnehmen. Von den Pharmaunternehmen wird diese Tatsache mit dem schwankenden Hormonhaushalt und der Gebärfähigkeit von Frauen begründet (Gadebusch Bondio, 2014).

Eine Liste von Besonderheiten der Psychopharmakotherapie bei Frauen haben Reinbold & Assion erstellt:

Psychopharmakotherapie muss geschlechtsspezifische Besonderheiten bei Frauen berücksichtigen

→ Geringeres Körpergewicht
→ Höherer Körperfettanteil - Bioverfügbarkeit lipophiler Pharmaka
→ Unterschiedliche zeitliche Magenentleerung - unterschiedliche Absorption von Pharmaka
→ Einfluss der hormonellen Situation, z. B.
  • Östrogendefizit in der 2. Hälfte des Menstruationszyklus, peri- / postmenopausal, nach Ovarektomie
  • Einnahme oraler Kontrazeptiva / Hormonsubstitution
→ Interaktion von Psychopharmaka mit Kontrazeptiva und anderen Hormonen
→ Kardiales Erregungsleitungssystem bei Frauen reagiert sensibler auf Psychopharmaka (QT_C-Zeit-Verlängerung, Risiko von Arrhythmien)
→ Besonderheiten der Psychopharmakotherapie in der Schwangerschaft und Stillzeit

Abbildung 4: Geschlechtsspezifische Besonderheiten bei Frauen (Reinbold & Assion, 2011)

Besonders die Zeit der Schwangerschaft und des Stillens kann für viele Frauen eine erhöhte psychische Belastung bedeuten, da auch aufgrund des geänderten Hormonhaushaltes des Körpers Stimmung und Befinden großen Schwankungen unterliegen können. Eine Medikation, besonders im Bereich der Psychopharmaka, ist in diesen besonderen Situationen mit erhöhter Achtsamkeit zu erwägen, um Schaden von Mutter und Kind abzuwenden (Abbildung 4).

Richtlinien für die Therapie mit Psychopharmaka während der Schwangerschaft

- Psychopharmaka während der Schwangerschaft nur bei strenger psychiatrischer Indikation
- immer die niedrigstmögliche Dosierung wählen
- Tagesdosis auf 3 - 5 Einnahmen über den Tag verteilen
- Aufklärung der Schwangeren und des Kindsvaters über mögliche Risiken
- möglichst auf Medikation im 1. Trimenon verzichten
- vor dem errechneten Geburtstermin Dosisreduktion, um beim Neugeborenen eine Akkumulation mit folgender Sedierung, Trinkschwäche und der erhöhten Gefahr der Entwicklung von Nebenwirkungen vorzubeugen
- möglichst keine neu auf dem Markt befindlichen Psychopharmaka einsetzen

Abbildung 5: Psychopharmaka während der Schwangerschaft (Reinbold & Assion, 2011)

Doch abgesehen vom besonderen Zustand der einer Frau sind auch andere, geschlechtsspezifische Unterschiede zum Mann zu berücksichtigen.

Östrogene nehmen spezifisch und deutlich Einfluss auf das Neuronensystem der Frau, wirken dadurch psychotrop und können als „Psychoschutz der Natur“ (sic!) bezeichnet werden. Bei plötzlichem Abfall des Östrogenspiegels (z.B. postpartal, prämenstruell oder menopausal) ist eine erhöhte Vulnerabilität für psychische Erkrankungen gegeben (Reinbold & Assion, 2011).

Hormone wirken bei Mann und Frau wie eine Art „Mischpult“ für Abwehrkräfte, Stimmung, Wachstum, Regeneration, Resilienz, Resistenz und vieles mehr. Die Zusammensetzung und Intensität der Hormone variieren im Verlaufe des Lebens, so dass es bei Frauen ab einem bestimmten Alter zum Erliegen der fertilen Eigenschaften kommt. Dieses wird Menopause oder im alltäglichen Sprachgebrauch auch „Wechseljahre“ genannt. Körperlich wirkt sich die Änderung des Hormonstatus bei Frauen in dieser Zeit durch Hitzewellen mit Schwitzen, Herzrasen, Schlaflosigkeit und organischen Veränderungen (Atrophie im Urogenitalbereiches, Gewichtszunahme, Osteoporose etc.) aus. Psychische Symptome wie Reizbarkeit, depressive Verstimmungen, Ängstlichkeit, Affektlabilität, Konzentrationsstörungen oft verbunden mit Insuffizienzgefühlen, verminderter Belastbarkeit, Energiemangel etc. treten zu dieser Zeit verstärkt auf.

Doch auch bei Männern gibt es die sogenannte Andropause. Alternative Bezeichnungen hierfür sind „Midlife-Crisis", „Male Menopause", Androgen deficiency in aging males = ADAM, Partial androgen deficiency in aging males = PADAM. Eine Behandlungsnotwendigkeit bzw. spezielle Medikation eines solchen „Störungsbildes" und damit einhergehender Symptome sind weiterhin umstritten. Durch verminderte Testosteronproduktion in Verbindung gebrachte vegetative, organische und psychische Veränderungen ähneln in eindrucksvoller Weise denen des weiblichen Klimakteriums. (Rohde & Marneros, 2007).

Defizite bei der Produktion beider wichtiger Hormone, Östrogen und Testosteron, können psychische Erkrankungen auslösen oder verstärken. Gibt es für Frauen bereits eine erforschte und angewandte Östrogensubstitutionstherapie, so ist für eine Testosterontherapie eine Empfehlung noch immer uneinheitlich und werden derzeit nur bei nachgewiesenem Hypogonadismus angewandt.

Einzelne Untersuchungen und Studien haben einen Zusammenhang zwischen therapieresistenten Depressionen und einem Testosterondefizit nachgewiesen. Diese Tatsache erklärt die steigende Zahl an Altersdepressionen bei Männern ab dem 50. Lebensjahr verbunden mit einer erhöhten Suizidalitätsrate mit fortschreitendem Lebensalter.

Psychische Erkrankungen haben in vielen Fällen multifaktorielle Entstehungsdynamiken, bei denen nicht zuletzt die Zugehörigkeit zu einem biologischen Geschlecht sowie die eventuell abweichende, empfundene Geschlechtszugehörigkeit eine entscheidende Rolle spielt. Neben Diagnose und Schwere des Krankheitsbildes, physischer Konstitution, Multimorbidität und Alter des Patienten sollte bei einer Medikation mit Psychopharmaka auch eine eventuell geschlechtsabhängige Wirkveränderung berücksichtigt werden.

8. Sensibilisierung der Pflegeprofessionen

Besonders im Bereich der stationären Psychotherapie sind es häufig die Pflegenden, welche einen engen Bezug zu Patienten aufbauen, sie beraten und betreuen. Der überwiegende Teil an Informationen über die Patienten wird durch die Patienten- Pflege Beziehung gewonnen. Die Weitergabe der Informationen erfolgt dann meist in einer multiprofessionellen Patientenbesprechung, damit auch Ärzte und Therapeuten alle relevanten Biografiedaten für ihre Arbeit zur Verfügung haben.

Ein hohes Maß an psychosozialer Kompetenz ist eine Grundvoraussetzung für Pflegende im Bereich der Psychiatrie und Psychotherapie. Die in der Ausbildung zum Gesundheits- und Krankenpfleger vermittelten Inhalte und Kompetenzen für den Bereich der Psychiatrie können lediglich nur Anleitung dazu geben, Menschen mit psychischen Erkrankungen während ihrer Zeit auf der Station zu begleiten. Auch Gesprächs- und Kommunikationstechniken können nur dann erfolgreich sein, wenn auf Seite des Pflegenden echtes Interesse am Menschen, Empathie und Authentizität soweit entwickelt sind, dass Lerninhalte nicht nur vermittelt wurden, sondern wirksam angewendet werden können. Carl Rogers hat in seiner personenzentrierten Therapie (Rogers, 1972) den Patienten (oder auch Klienten, Kunden, Bewohner etc.) in den Mittelpunkt der therapeutischen Beziehung gestellt, setzt aber gleichzeitig beim Beratenden, Betreuenden und Pflegenden die Eigenschaften der bedingungslosen Akzeptanz und positiven Zuwendung, Kongruenz und Empathie voraus.

Im ICN- Code of ethics for nurses von 2012 heißt es in der Präambel:

„Pflegende haben vier grundlegende Aufgaben:

- Gesundheit zu fördern,
- Krankheit zu verhüten,
- Gesundheit wiederherzustellen,
- Leiden zu lindern.

Es besteht ein universeller Bedarf an Pflege.

„Untrennbar von Pflege ist die Achtung der Menschenrechte, einschließlich kultureller Rechte, des Rechts auf Leben und Entscheidungsfreiheit auf Würde und auf respektvolle Behandlung. Pflege wird mit Respekt und ohne Wertung des Alters, der Hautfarbe, des Glaubens, der Kultur, einer Behinderung oder Krankheit, des Geschlechts, der sexuellen Orientierung, der Nationalität, der politischen Einstellung, der ethnischen Zugehörigkeit oder des sozialen Status ausgeübt. Die Pflegenden üben ihre berufliche Tätigkeit zum Wohle des Einzelnen, der Familie und der sozialen Gemeinschaft aus; sie koordinieren ihre Dienstleistungen mit denen anderer beteiligter Gruppen" (International Council of Nurses, 2012).

Viele Pflegende haben jedoch Schwierigkeiten, Patienten und Patientinnen im Bereich der Sexualität zu betreuen. Sexuelle Belange werden nicht angesprochen, wenn die Patienten keine direkten Fragen stellen. Im Gegensatz dazu gibt es Forschungsergebnisse, welche zeigen, dass viele Patienten wünschen, dass Pflegende und Vertreter anderer Gesundheitsberufe Gespräche über sexuelle Fragen beginnen (Sauter, Abderhalden, Needham, & Wolff, 2011).

In Anbetracht der Tatsache, dass die tatsächliche oder empfundene Geschlechtszugehörigkeit ein wichtiger Faktor bei der Entstehung und Therapie psychischer Erkrankungen ist, ist es notwendig, Pflegende bereits während der Ausbildung für den Bereich gendersensibler Medizin und Pflege zu sensibilisieren.

Ein aktuelles Beispiel für die bisher nicht einheitliche Vorgehensweise in der Praxis habe ich jüngst in einer Vertretungssituation auf einer Suchtstation erleben können. Die transidente Patientin (28 Jahre) war vom äußeren Erscheinungsbild bereits weitgehend ihrer geschlechtlichen Identität als Frau angepasst. Allein der Vorname sowie der offizielle Status auf Personalausweis, Krankenkassenkarte und Patientenakte wiesen auf einen transidenten Mann hin (MzF). Trotz des offensichtlichen Erscheinungsbildes der Patientin und dem vorhandenen Wissen darum im Pflegeteam wurde in dem Dokumentationsverlauf immer wieder zwischen männlicher und weiblicher Form vom Patienten berichtet.

Diese Tatsache kann als Beleg dafür gewertet werden, dass eine Sensibilisierung in Bezug auf das Thema (Trans-) Sexualität in der Praxis noch immer einen hohen Bedarf an Aufklärung und Förderung erfahren muss. Das Wahrnehmen und Ernstnehmen aller persönlichen und biographischen Aspekte eines Patienten ohne Abgleich mit den eigenen Überzeugungen und Einstellungen als Pflegekraft ist eine Grundvoraussetzung für einen wertungsfreien und würdevollen Umgang miteinander. Das Prinzip der Diversität verlangt nach gesellschaftlicher Vielfalt verbunden mit dem Raum, diese Vielfalt entwickeln zu können. Besonders im Bereich medizinischer Hilfen ist eine offene, vorurteilsfreie Begegnung mit Menschen, welche sich möglicherweise durch Rasse, Religion, Geschlecht, Sexualität, Wissen, politischer Einstellung oder Herkunft etc. von der eigenen Person unterscheiden, unabdingbar.

Offenheit gegenüber Neuem, der Wille, sich mit unbekanntem auseinanderzusetzen, wahres und ehrliches Interesse an anderen Menschen und seinem Umfeld sind Kompetenzen, mit denen Pflegende nach Meinung des Verfassers ausgestattet sein sollten. Nicht immer können diese Dinge erlernt oder vermittelt werden; häufig bedarf es einer lebensbejahenden, positiven und offenen Grundeinstellung. Das fachliche Wissen über Anatomie, Psychologie, Kommunikation und Pharmakologie kann zweifelsohne in Schule und Ausbildung vermittelt werden. Jedoch sollte jede in der Pflege tätige Person auch in der Lage sein, seine persönlichen Einstellungen zu reflektieren und zu evaluieren, um dadurch eigene Schwächen aufdecken zu können und daran zu arbeiten.

9. Transfer in die Pflegepraxis

Besonders in der ambulanten Psychotherapie übernehmen Pflegende eine wichtige Rolle bei der Beziehungsgestaltung mit Patienten. In ihrer Rolle als Bezugsperson unterstützen sie Patienten in der Biographiearbeit, sammeln Informationen, beobachten und dokumentieren Verhalten und Stimmungen, um diese Daten dem multiprofessionellen Team der Station zur Verfügung zu stellen. Pflegende leisten damit einen erheblichen Beitrag zu einer erfolgreichen Psychotherapie. Doch nur ein sensibler, empathischer Umgang mit den Patienten verbunden mit aktuellem, evidenzbasiertem Fachwissen zu psychotherapeutischen Inhalten kann aus eigener Erfahrung des Autors zu einem vertrauensvollen Miteinander innerhalb der Therapie führen.

„Das medizinisch-pflegerische Wissen wächst stetig – gleichzeitig fehlen wirksame Instrumente mit denen das aktuelle Wissen zielgerichtet in die Praxis gelangt. Doch das ist notwendig für die Qualitätsentwicklung" (Zentrum für Qualität in der Pflege, 2017).

Nicht allein in der Pflege, sondern auch in vielen anderen Bereichen des Gesundheitswesens stellt der schleppende bzw. unzureichende Wissenstransfer bereits heute ein großes Problem dar, für dessen Bewältigung es an tragfähigen Konzepten und Strategien fehlt. Besonders gilt dies für den Transfer wissenschaftlichen Wissens sowie neuer empirischer Forschungsbefunde in die Praxis, der – unter anderem durch die Forderung nach Evidenzbasierung – zu einer zunehmend relevanten, aber bislang keineswegs zufriedenstellend bewältigten Herausforderung geworden ist (Schaeffer, 2006).

Aus diesen Gründen sollte eine Berücksichtigung evidenzbasierter Ergebnisse der Genderforschung bei der Überführung von Wissen in die Pflegepraxis ein zentraler Bestandteil bereits in der Ausbildung von Pflegenden und Therapeuten sein.

Aber wie kann nun gewährleistet werden, dass evidenzbasiertes Wissen der Genderforschung effektiv und nachhaltig im praktischen Pflegealltag ankommt?

Aus eigener Erfahrung des Verfassers ist zu berichten, dass Pflegende die Möglichkeiten von Schulungen und Fortbildungen eher als lästiges Übel denn als Chance der Wissenserweiterung- und vertiefung wahrnehmen. In anschließenden kollegialen Gesprächen ohne Beteiligung von Stationsleitung oder Pflegedienstleitung wird zum überwiegenden Teil der Eindruck vermittelt, dass Weiterbildungsmaßnahmen, wenn sie verpflichtend und kollektiv stattfinden, als Eingriff in den eigenen Wissens- und Erfahrungsbestand empfunden werden.

Anders hingegen stellt sich die Situation dar, wenn die Maßnahme freiwillig, aus Interesse am Thema und mit dem Vorsatz der persönlichen und beruflichen Weiterentwicklung wahrgenommen wird. Hierbei liegt eine überwiegend intrinsische Motivation für die Teilnahme vor, welche zugleich die Auffassung erkennen lässt, den Pflegeberuf nicht als statisches Konstrukt von Theorie und Praxis, sondern als dynamisches, sich entwickelndes Netzwerk anzunehmen.

Wissenstransfer kann nicht mit der Vermittlung neuer wissenschaftlicher Erkenntnisse oder aber neu erarbeiteter Konzepte enden, sondern muss deren Umsetzung begleiten und bedarf eines systematischen Implementationsmanagements – ein Aspekt, der von besonderer Wichtigkeit ist, wenn Wissenstransfer zugleich Innovationen in der Praxis anregen und befördern will. Darüber, wie ein solches Implementationsmanagement aussehen kann, liegen inzwischen etliche Erfahrungen vor. Sie zeigen, dass ein sorgfältiges Implementationsmanagement die zielkonforme Nutzung von Wissen in der Praxis begünstigt – vor allem, wenn es zugleich gelingt, erlebbare Erfolge zu schaffen und Wissenserwerb und –verwendung Sichtbarkeit, zu verleihen. Ebenso verdeutlichen die vorliegenden Erfahrungen, dass Wissenstransfer offenkundig dann besonders aussichtsreich verläuft, wenn er sich auf Bottom-up (von unten nach oben) Strategien stützt, um so geeignete Bedingungen für die Aneignung von neuem, oft zunächst sperrig anmutendem Wissen zu schaffen. Dagegen sind Top-Down (von oben herab) Strategien weniger ergebnisreich, weil dadurch Widerstände provoziert werden und sie sich am Beharrungsvermögen der Praxis reiben (Schaeffer, 2006).

Ein Weg für die zuverlässige und dokumentierte Wissensvermittlung stellt die Implementierung von Expertenstandards dar. Anhand eines von Experten entwickelten Leitfadens zu speziell für die Pflege relevanten Themen wird in Form von Schulungen evidenzbasiertes Wissen praxisnah und situationsgerecht vermittelt. Die vom DNQP entwickelten Expertenstandards haben in der Pflege den Status eines anerkannten und hilfreichen Instrumentes zur Absicherung von pflegerischen Maßnahmen erreicht (Moers & Schiemann, 2006).

Dennoch gibt es Expertenstandards bislang nur für einige ausgewählte Pflegethemen, welche kontinuierlich erweitert und aktualisiert werden. Zur Sicherung des Qualitätsstandards in der Pflege werden die Themen nach relevanten, sektorübergreifenden Qualitätsrisiken gewählt und entwickelt. In den kommenden Jahren werden durch den DNQP an der Fachhochschule Osnabrück noch weitere Expertenstandards entwickelt, welche jedoch nie das gesamte Spektrum an Pflegeproblemen erfassen können.

Um aber Forschungswissen für die Praxis nutzbar zu machen, bedarf es einer Transformation der Informationen, um sie an das organisatorische, situative und kommunikative Umfeld und die jeweiligen personellen Bedingungen der Adressaten anzupassen. Hierzu könnte ein entsprechendes Fort- oder Weiterbildungsprogramm entwickelt werden, welches durch die Ausbildung von Multiplikatoren eine Wissensverteilung bis an die Basis pflegerischen Alltags erreichen kann.

Das Institut für Qualität und Wirtschaftlichkeit im Gesundheitswesen (IQWIG) beschäftigt sich seit 2004 mit Fragen der Bewertung und Umsetzung von wissenschaftlichen Forschungsergebnissen in Leitlinien für die Pflegepraxis, spricht Empfehlungen aus und hilft bei der Implementierung von Wissen in stationären Einrichtungen. So wird evidenzbasiertes Wissen praxisgerecht aufbereitet zur Verfügung gestellt, so dass dieses durch institutseigene Fortbildungsmaßnahmen and Pflegefachkräfte weitergegeben werden kann (IQWIG, 2017).

Die Übertragung wissenschaftlichen Wissens in die Praxis ist – so ist abschließend festzuhalten – eine sehr komplexe und anspruchsvolle Aufgabe, die einer Vielzahl an Kompetenzen aller Beteiligten bedarf. Ohne lerntheoretische, didaktische, organisationsentwicklungs- und entsprechende Personalkompetenzen, aber auch ohne Implementationswissen und damit in Einklang stehende Wissensmanagement- bzw. Steuerungskompetenzen sowie schließlich auch ohne fundierte wissenschaftliche Fachexpertise und sehr gutes Praxiswissen dürfte erfolgreicher Wissenstransfer nicht zu bewältigen sein. Diese Kompetenzen sind nicht grundsätzlich gegeben, sondern bedürfen ihrerseits einer entsprechenden Qualifizierung. Deshalb ist darauf zu achten, Mitarbeiter für diese Aufgabe künftig gezielt zu qualifizieren und angemessene Ausbildungsbedingungen für die Vorbereitung auf die Aufgabe „Wissenstransfer" zu schaffen (Schaeffer, 2006).

Die eigene Bereitschaft zur fachlichen und persönlichen Entwicklung von Pflegenden ist jedoch vermutlich der zuverlässigste und erfolgversprechendste Faktor zur stetigen Aktualisierung evidenzbasierten Pflegewissens.

10. Fazit

Die Disziplin einer genderorientierten Medizin und Pflege befindet sich aufgrund der relativ jungen Entwicklung noch im Aufbau. Medizinische Forschungen und Studien haben in den vergangenen Jahrzehnten gravierende Unterschiede in der Physiologie von Männern und Frauen herausgestellt. So sind zum Teil biochemische Vorgänge des Körpers maßgeblich verantwortlich für das Auftreten, Intensität, Dauer und Rezidiven von psychischen Erkrankungen.

Der Fokus dieser Arbeit liegt jedoch auf dem Bereich der Psychotherapie, bei der die bereits vorhandenen, evidenzbasierten Ergebnisse der Genderforschung noch nicht in ganzer Breite in der Praxis angekommen zu sein scheinen.

Die Auswertung diverser Studien zu diesem Thema (Clarkin & Levy 2004, Garfield 1994, Ogrodniczuk und Staats 2002) weisen darauf hin, dass die Geschlechtszugehörigkeit eines Patienten allein nicht unmittelbar mit dem Erfolg einer Psychotherapie in Verbindung gebracht werden kann und nur in Interaktion mit anderen Variablen zu einem differentiellen Therapie-Outcome führe können. Diese Studien beziehen sich jedoch nur auf das biologische Geschlecht und beziehen die Geschlechtsidentität eines Menschen nicht mit ein. Die Annahme, dass weibliche Therapieteilnehmer empfänglicher für interpersonelle Themen sind und sich emotional stärker am psychotherapeutischen Prozess beteiligen konnte durch Studien gestützt werden (Kirshner et al., 1978).

Die Rolle des Geschlechts von TherapeutInnen in einer Therapie konnte durch Studien als klinisch nicht relevant bewertet werden. Es sind Hinweise gefunden worden, die darauf hindeuten, dass die freie Therapeutenwahl einen positiven Einfluss auf Therapietreue und erfolgreiches Therapie- Outcome hat. Jedoch ist die produktive Zusammenarbeit von Klient und Therapeut immer auch von der Empathie, der Offenheit beteiligter Personen, fachlicher Qualifikation und Erfahrung des Therapeuten und Adherence des Patienten abhängig. Eine fachlich und menschlich stimmige Konstellation innerhalb einer Therapie ist somit geschlechtsunabhängig und obliegt auch einem sozial-kulturellen Kontext.

In vielen Publikationen steht das weibliche Geschlecht im Fokus der Forschung. Diese Tatsache ist nicht zuletzt der wissenschaftlichen Entwicklung geschuldet, welche in den vergangenen Jahrhunderten ein eher androzentrisches Menschenbild verfolgte. Frauen galten besonders in der Disziplin der Psychoanalyse als dem Mann gegenüber natürlich benachteiligt, minderbegabt und als biologische Abweichung von der Norm. Die Forschung nach geschlechtlichen Einflüssen auf Pathologie, Pathogenese und Therapien ist somit eine der jüngsten Entwicklungen medizinisch- pflegerischer Forschungen, bei denen das biologische Geschlecht größeren Einfluss nimmt als die Gendertheorie.

Die Pharmakotherapie ist unbestritten auf das biologische Geschlecht eines Menschen ausgerichtet, da die nachweislich unterschiedliche körperliche Konstitution und die rein anatomisch angelegten Unterschiede zwischen dem männlichen und weiblichen Geschlecht messbar und nachweisbar belegt sind. So ist die Wirksamkeit eines Medikamentes abhängig von der geschlechtsspezifischen Verteilung von Fett und Muskelmasse, dem Hormonstatus eines Menschen und weiteren biochemischen Vorgängen des Körpers. Es wurde festgestellt, dass eine Erprobung von Medikamenten nur selten an weiblichen Probanden getestet wurde, da diese aufgrund ihrer Gebärfähigkeit anfälliger für krankheits- oder schwangerschaftsbedingte Ausfälle und Abbrüche bei Testreihen waren. Umso sensibler sollte daher besonders im Bereich der Psychopharmaka auf mögliche, nicht unerhebliche geschlechtsabhängige Besonderheiten bei Indikation und Wirksamkeit geschaut werden. Der Aspekt der Gendersensibilität findet in der Pharmakotherapie nur geringe bis keine Anwendung, da für eine Medikation ausschließlich der biologische Status eines Menschen maßgeblich ist.

Der Erfolg einer Psychotherapie ist von vielen Variablen abhängig, von denen die Geschlechtszugehörigkeit, ob biologisch oder als empfundenes Gender, nur einen kleinen Teil darstellt. Diese Tatsache wird in den für diese Arbeit verwendeten Studien wiederholt bestätigt. Somit kann für die Forschungsfrage dieser Ausarbeitung festgestellt werden, dass für einen genderspezifischen Ansatz in der Psychotherapie allein kein signifikanter Einfluss auf den Therapieerfolg nachgewiesen werden kann, solange nicht auch andere Variablen wie Alter der Klienten, sozialer Status, Krankheitsbild und Schwere der Erkrankung, soziales Umfeld, Adherence der Beteiligten, biografische Besonderheiten und Eignung des Therapeuten als weitere Einflussgrößen berücksichtigt werden. Eine psychotherapeutische Behandlung, in der die geschlechtliche Identität eines Individuums jedoch keine oder nur wenig Berücksichtigung findet, kann vom Patienten als entmutigend; sogar demütigend empfunden werden. Vertrauensbrüche und der Abbruch der Behandlung können die Folgen sein.

Das Feld der Genderforschung bietet noch sehr viel Raum für zukünftige, neue Erkenntnisse. So könnten beispielsweise Themen wie körper- und geistige Behinderung und Gender, Gender und Migrationshintergrund, Gender und Alter, Gender und Beruf, Transkulturelle

Genderforschung, Gender und Religion interessante Aufschlüsse über den Zusammenhang von tatsächlichem und empfunden Geschlecht zu gesundheitlichen Aspekten geben.

11. Nachwort des Autors

Zu Beginn meiner Arbeit an der vorliegenden Ausarbeitung ging ich von einem Forschungs-feld aus, bei dem es sich um eine noch sehr junge Disziplin handelt. Entsprechend war meine Vorstellung, die Suche der vorhandenen Literatur zu dem Thema sei nur durch intensive Recherche und eher im angloamerikanischen Raum zu bewerkstelligen. Ich war sehr überrascht, wie viele Publikationen sich allein im deutschsprachigen Raum mit dem Inhalt Psychotherapie und Gender befassen.

Auf der einen Seite erleichtert diese Vielfalt das Auffinden themenrelevanter Arbeiten, jedoch muss auch auf der anderen Seite eine kritische Auseinandersetzung mit den Inhalten stattfinden, um seriöse, evidenzbasierte Daten zu erhalten. In Bezugnahme auf englisch-sprachige Texte aus dem angloamerikanischen Raum ist zu erwähnen, dass, wie in vielen anderen Bereichen der Medizin und Pflege, auch hier ein Forschungsstand vorzufinden ist, welcher sich bereits wesentlich länger mit Genderfragen auseinandersetzt als dieses in Deutschland und Europa der Fall ist. Meiner Meinung nach können so hinsichtlich der Reliabilität aufgrund längerer Forschungsdauer und der höheren Anzahl auch an älteren Studien aus der englisch-amerikanischen Literatur für die Praxis relevantere Informationen abgeleitet werden als aus vielen Publikationen der deutsch-europäischen Forschung.

Hinweisen möchte ich an dieser Stelle nochmals auf die wachsende Diskrepanz zwischen der wissenschaftlich- fachlich geführten Genderforschung und der populistisch gefärbten Genderdiskussion in sozialen Netzwerken und Presse. Es besteht ein universeller For-schungsbedarf im Bereich medizinisch-pflegerischer Geschlechts- und Genderforschung zum Ziele der besseren gesundheitlichen Versorgung. Die Versuche hingegen, gewachsene Sprache, vertraute Symbole und Umgangsformen ad hoc zugunsten einer Gleichmachung männlicher und weiblicher Interessen zu reformieren, stoßen verständlicherweise auf breiten Widerstand in der Gesellschaft und schaden somit auch dem Verständnis für qualitative und evidenzbasierte Genderforschung. Wünschenswert wäre eine sachliche Auseinandersetzung mit dem Ziel, eine Umgangs- und Sprachform zu entwickeln, an der niemand Anstoß nehmen muss.

Christian Brockhaus, September 2017

12. Literaturverzeichnis

International Council of Nurses. (2012). *The ICN Code of ethics for nurses.* Genf.

Altgeld, T., & Kolip, P. (2009). *Geschlechtergerechte Gesundheitsförderung und Prävention* (2. Aufl. Ausg.). Weinheim [u.a.]: Juventa-Verl.

Amnesty International. (2017). *My Body, my rights.* Abgerufen am 27. September 2017 von www.amnesty.de: https://www.amnesty.de/allgemein/kampagnen/my-body-my-rights

Annandale, E., & Hunt, K. (2008). *Gender inequalities in health* (Repr Ausg.). Berkshire; New York: Open University Press.

Antal, A. B., & Massing, P. (2009). *Gender und Diversity.* Schwalbach/Ts: Wochenschau-Verl.

Berufsverband Intersexuelle Menschen e.V. (2017). *Intersexualität.* Abgerufen am 10. September 2017 von www.im-ev.de: http://www.im-ev.de/intersexualitaet/

Bundesanzeiger Verlag GmbH. (2017. August 2017). *www.bgbl.de.* Abgerufen am 21. August 2017 von www.bgbl.de: https://www.bgbl.de/xaver/bgbl/start.xav?startbk=Bundesanzeiger_BGBl&jumpTo=bg bl117s2787.pdf#__bgbl__%2F%2F*%5B%40attr_id%3D%27bgbl117s2787.pdf%27% 5D__1503318372683

Cari-Rez-Lobo. (4. September 2017). Gender Symbols. Abgerufen am 26. September 2017 von https://cari-rez-lobo.deviantart.com/art/Gender-Symbols-486052086

Czollek, L. C., Perko, G., & Weinbach, H. (2009). *Lehrbuch Gender und queer.* Weinheim: Juventa Verlag.

Deutsche Gesellschaft für Transidentität und Intersexualität e.V. (2017). (D. G. e.V., Herausgeber) Abgerufen am 28. September 2017 von www.dgti.org: http://www.dgti.org/tsgrecht.html

Deutscher Ethikrat. (2012). *Intersexualität - Stellungnahme.* Berlin: Deutschen Ethikrat.

Fegert, P. D. (19. Juli 2017). *Neurologen und Psychiater im Netz.* Abgerufen am 19. Juli 2017 von www.neurologen-und-psychiater-im-netz.org: https://www.neurologen-und-psychiater-im-netz.org/kinder-jugend-psychiatrie/risikofaktoren/sexueller-missbrauch/psychische-folgen/

Frauen und Gesundheit(en) in Wissenschaft, Praxis und Politik. (1998). Bern: Huber.

Gadebusch Bondio, M. (2014). *Gender-Medizin* (1. Aufl. Ausg.). Bielefeld: transcript-Verl.

Gender Medizin (2., überarb. und erw. Aufl. Ausg.). (2008). Wien: Springer.

Gendertreff. (12. Juli 2017). *gendertreff.de*. Abgerufen am 12. Juli 2017 von www.gendertreff.de: https://www.gendertreff.de/portal/definition/

Hoebel, J. (2012). *Männergesundheit - Frauengesundheit.* Frankfurt: Mabuse-Verlag.

Hurrelmann, K., & Kolip, P. (2002). *Geschlecht, Gesundheit und Krankheit* (1. Aufl. Ausg.). Bern: Huber.

IQWIG. (2017). *Wissenschaftlicher Austausch.* (I. f. Gesundheitswesen, Herausgeber) Abgerufen am 30. September 2017 von https://www.iqwig.de/de/ueber-uns/aufgaben-und-ziele/fachlicher-austausch.3015.html

Jansen, M. M. (Hrsg.). (2013). *Männer - Frauen - Zukunft.* München: Olzog.

Kautzky-Willer, A., & Tschachler, E. (2012). *Gesundheit: Eine Frage des Geschlechts.* Wien: ORAC.

Klemperer, D. (2012). *Sozialmedizin - Public Health* (2. Nachdr. 2012, der 1. Aufl. 2010 Ausg.). Bern: Huber.

Kühne, A. (6. Juni 2013). Generisches Femininum an der Uni Leipzig: Frauen sind keine Sonderfälle. *Tagesspiegel.* Berlin. Abgerufen am 26. September 2017 von http://www.tagesspiegel.de/wissen/generisches-femininum-an-der-uni-leipzig-frauen-sind-keine-sonderfaelle/8310626.html

Lautenbacher, S. (2007). *Gehirn und Geschlecht.* Heidelberg: Springer Medizin.

Mae, M., & Saal, B. (Hrsg.). (op. 2014). *Transkulturelle Genderforschung* (2., vollständig überarbeitete und erweiterte Aufl. Ausg., Bd. Bd. 41). Wiesbaden: Springer.

Moers, M., & Schiemann, D. (2006). Expertenstandards in der Pflege - Implementation als Strategie des Wissenstransfers. In D. Schaeffer, *Wissenstransfer in der Pflege. Ergebnisse eines Expertenworkshops* (S. 41-62). Bielefeld: IPW.

Ogrodniczuk, D. J., & Staats, H. (2002). Psychotherapy and gender: do men and women require different treatments? *Zeitschrift für Psychosomatische Medizin und Psychotherapie, 48*(3), S. 270-285. Abgerufen am 12. September 2017

Ogrodniczuk, J., Piper, W. E., & Joye, A. S. (19. August 2006). Differences in men's and women's responses to short-term group psychotherapy. *Psychotherapy Research, 14*(2), S. 231-243. Abgerufen am 12. September 2017

Panfil, E.-M. (2013). *Wissenschaftliches Arbeiten in der Pflege* (2., durchges. Aufl. Ausg.). Bern: Hans Huber.

Piontek, R. (2017). *Typisch Frau, typisch Mann? Die Bedeutung von Genderfragen für die Psychotherapie.* Göttingen: Vandenhoeck & Ruprecht.

Reinbold, H., & Assion, H.-J. (2011). *Psychogenicum.* Dortmund: PsychoGen Verlag.

Rogers, C. (1972). *Klientenzentrierte Gesprächsführung.* München: Kindler Verlag.

Rohde, A., & Marneros, A. (2007). *Geschlechtsspezifische Psychiatrie und Psychotherapie* (1. Aufl. Ausg.). (A. Marneros, Hrsg.) Stuttgart: Kohlhammer.

Samson, J. A. (24. Juni 2016). Tip of the iceberg. Abgerufen am 27. September 2017 von http://transgenderuniverse.com/2016/06/24/show-your-pride-symbols-and-flags/

Sand, D., & Kelle, B. (5. März 2015). *Braucht Deutschland seinen Genderwahnsinn?* (WeltN24 GmbH) Abgerufen am 28. September 2017 von www.welt.de: https://www.welt.de/debatte/kommentare/article138104624/Braucht-Deutschland-seinen-Gender-Wahnsinn.html

Sauter, D., Abderhalden, C., Needham, I., & Wolff, S. (2011). *Lehrbuch psychiatrische Pflege.* Bern: Huber Verlag.

Schaeffer, D. (2006). *Wissenstransfer in der Pflege. Ergebnisse eines Expertenworkshops.* Bielefeld: Veröffentlichungsreihe des IPW.

Schigl, B. (2012). *Psychotherapie und Gender. Konzepte. Forschung. Praxis* (1., neue Ausg Ausg.). Wiesbaden: VS Verlag für Sozialwissenschaften.

Schupelius, G. (2. August 2017). Senat fordert Urinal für Frauen, weil das Pissoir ungerecht ist. *Berliner Zeitung.* Berlin. Abgerufen am 26. September 2017 von http://www.bz-berlin.de/berlin/kolumne/senat-fordert-urinal-ein-fuer-frauen-weil-das-pissoir-ungerecht-ist

Spiegel.de. (9. August 2017). Abgerufen am 10. September 2017 von www.spiegel.de: http://www.spiegel.de/politik/deutschland/schwule-und-lesben-behoerden-registrieren-mehr-homophobe-straftaten-a-1161925.html

Statistisches Bundesamt. (2017). Abgerufen am 6. September 2017 von www.destatis.de: https://www.destatis.de/DE/ZahlenFakten/GesellschaftStaat/Gesundheit/Todesursach en/Tabellen/Sterbefaelle_Suizid_ErwachseneKinder.html

Vereinte Nationen - UN. (2011). *Allgemeine Erklärung der Menschenrechte.* (Praetor Intermedia UG) Abgerufen am 14. September 2017 von www.menschenrechtserklärung.de: https://www.menschenrechtserklaerung.de/

Voß, A. (2007). *Frauen sind anders krank als Männer.* München: Irisiana.

Wagner-Link, A. (2009, c 2009). *Frauen und Männer*. Lengerich; Berlin; Bremen; Miami, Fla.; Riga; Viernheim; Wien; Zagreb: Pabst Science Publ.

World Health Organization - Europe. (18. Juli 2017). Abgerufen am 18. Juli 2017 von WHO: http://www.euro.who.int/en/health-topics/health-determinants/gender/data-and-statistics

www.Gesetze-im-Internet.de. (21. August 2017). (Bundesministerium der Justiz und für Verbraucherschutz) Abgerufen am 21. August 2017 von www.gesetze-im-internet.de: http://www.gesetze-im-internet.de/tsg/

Zentrum für Qualität in der Pflege. (2017). *Projekt: Studie Wissenstransfer Pflege*. Abgerufen am 27. September 2017 von ZQP.de: https://www.zqp.de/portfolio/studie-wissenstransfer-pflege/